Ins Leben verrückt

DAS ATRIUMHAUS ALS PIONIER EINER OFFENEN PSYCHIATRIE

GABRIELE SCHLEUNING // SUSANNE MENZEL

Psychiatrie Verlag

IM SINNE EINER GESCHLECHTERGERECHTEN SPRACHE WERDEN DIE MÄNNLICHE UND WEIBLICHE FORM ABWECHSELND VERWENDET.

ZEICHENDEUTUNG:

Kommentar, Information, Hintergrund, Stimme, Erzählung

INHALT

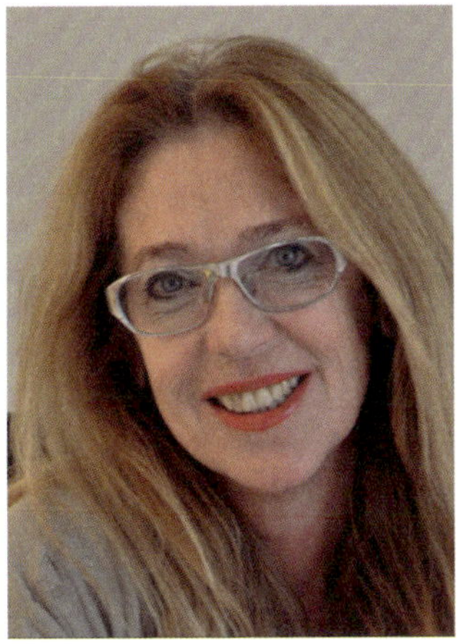

Gabriele Schleuning

Jahrgang 1952, Fachärztin für Psychiatrie und Neurologie, war von 1994 -2018 Chefärztin des Atriumhauses und langjährig im Vorstand des Krisendienstes Psychiatrie München. Neben seelischen Krisen und psychiatrischer Krisen- und Notfallhilfe sind Schizophrenie, Prävention, Antistigma, Salutogenese, seelische Gesundheitsförderung und seelische Gesundheit im Unternehmen weitere Schwerpunkte.

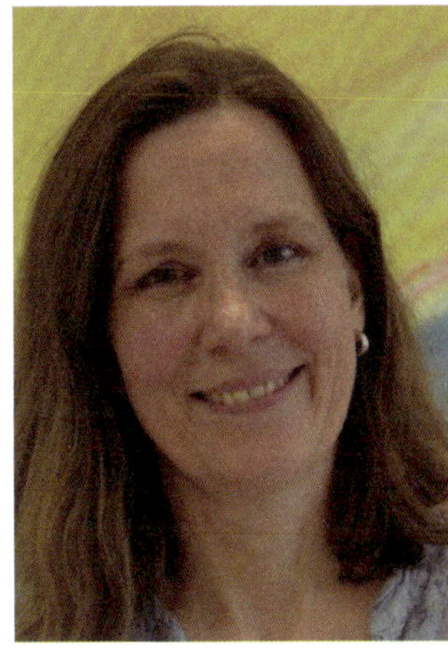

Susanne Menzel

Jahrgang 1964, Diplom-Psychologin und Psychologische Psychotherapeutin, arbeitete von 1994 an in den verschiedenen Abteilungen des Atriumhauses. Seit 2010 ist sie überwiegend am Standort Haar des Isar-Amper-Klinikums tätig, blieb aber dem Atriumhaus und der Krisenintervention stets eng verbunden.

»Bildlich gesprochen ist das Atriumhaus ein Behälter, in dem Menschen ihre seelische Not bearbeiten und lindern können. Sie können sich rund um die Uhr persönlich und telefonisch an das Atriumhaus wenden. Diese Voraussetzung macht das Atriumhaus zu einem Partner, auf den sie sich verlassen können und der Sicherheit gibt. Der Weg zum Atriumhaus ist einfach, weil es mitten in der Stadt liegt. Die Schwelle ist buchstäblich niedrig, jedes Anliegen kann ohne Umwege vorgebracht werden. Egal ob sich Menschen in Lebenskrisen oder Krisen im Rahmen seelischer Erkrankungen befinden: sie bekommen ein individuelles und fundiertes Hilfsangebot, das auf sozialpsychiatrischen und psychotherapeutischen Grundhaltungen beruht. Ein Mensch in der Not muss auch vor der Kontaktaufnahme nicht entscheiden, ob er eine ambulante oder eine stationäre Hilfe sucht. Er kann sicher sein, dass beide Möglichkeiten ernsthaft geklärt werden. Dieses Hilfsangebot strahlt in mehrfacher Hinsicht aus: Benachbarte Hilfssysteme können sich auf die Arbeit verlassen und das Atriumhaus mit einbinden, und Klienten haben auch in den übrigen Zeiten die Gewissheit, dass sie bei zu hohem Wellengang in diesen Hafen zurückrudern können.«

Thomas Giernalczyk

VORWORT

Während wir dies schreiben, gehen fast 25 Jahre der Tätigkeit von Gabriele Schleuning als Chefärztin des Psychiatrischen Krisenzentrums Atriumhaus, einer Münchner Modelleinrichtung, zu Ende.

Die meisten dieser Jahre haben wir gemeinsam mit vielen anderen in dem Haus verbracht, mit Freude und Hingabe, Lust und Pioniergeist an seinem Aufbau und seiner Etablierung in der Psychiatrielandschaft gearbeitet. Ein „Haus mit stets offenen Türen“ sollte das Atriumhaus werden, eine Vor-Ort-Psychiatrie, die ihre Patienten „nah am Alltag“ und „auf Augenhöhe“ behandelt. „Ambulant vor stationär“, und wenn nötig auch zuhause. Mehr als Krisen, weniger als Krankheiten sollten die Patienten ihre seelischen Ausnahmezustände verstehen und dadurch ermuntert werden, sich aktiv, im Sinne einer „Behandlungspartnerschaft“ am Genesungsprozess zu beteiligen.

Wir hatten Glück. Günstige Bedingungen haben unseren Visionen und Ideen den Weg in die Stadt gebahnt, sie mitten „ins Leben verrückt“. Dort sollten sie sich fortan entfalten, von dort aus ihre Kreise ziehen. Das war nicht immer einfach, lagen doch viele unserer Pläne weit ab vom damals Gewohnten. Beflügelt hat uns während all der Zeit die Anerkennung durch unsere Patienten, ihre Angehörigen, aber auch durch die vielen verschiedenen Versorgungspartner.

Seitdem ist fast ein Vierteljahrhundert vergangen und viele der damaligen Leitgedanken des Atriumhauses sind heute Selbstverständlichkeit. Das erfüllt uns mit Freude.

Dieses Buch will Sie mitnehmen auf eine Zeit- und Entdeckungsreise. Es will von den bemerkenswerten, oft turbulenten Geschichten rund um das Haus erzählen und von den vielen wunderbaren Menschen, die hier zusammentreffen, miteinander ins Gespräch kommen, voneinander lernen.

Gabriele Schleuning, Susanne Menzel
im Sommer 2018

|1

14

DIE GESCHICHTE EINER IDEE

SOZIALE PSYCHIATRIE AUF HALBEM WEG

Wir erinnern uns: Bis in die 1990er Jahre hinein erfolgten psychiatrische Behandlungen in München, ähnlich wie andernorts, vorrangig stationär und außerhalb der Stadt hinter den Mauern einer „Anstalt", in deren Abläufe die Menschen wenig Einblick hatten. Gerüchte rankten sich um die Geschehnisse in diesen Einrichtungen, und es schien kaum vorstellbar, dass Menschen einfach zur Behandlung dorthin gehen würden wie in jedes andere Krankenhaus. „Ab nach Haar!", salopp hingeworfen im Gespräch über „verrückte" Verhaltensweisen anderer, war eine stehende Redewendung, die jedes Kind kannte. Die örtliche Presse reflektierte diese Situation, wie hier z.B. die „Süddeutsche Zeitung" in einer ihrer ganzseitigen Reportagen auf der „Seite Drei".

Kommentar ❞

»Sie sind also eine Volkskrankheit, die Angstzustände und Depressionen, die Psychosen und Wahnvorstellungen. Kuriert werden sollen sie zum Beispiel in dem Koloss von Haar, in dem für Patienten mehr als 2000 Betten bereitstehen. Eine Burg, ein Ghetto für die psychisch Kranken. Durchaus symbolträchtig. Was ist eigentlich der Grund, warum die Gesellschaft so wenig mit ihren Geisteskranken zu tun haben will und sie abschiebt, verdrängt? ..... Warum also setzt man sich nicht ernsthaft mit dem Thema Psychiatrie auseinander und erfüllt – zum Beispiel – den Fachleuten nicht deren ewigen Wunsch, die ausschließlich als Nervenkliniken konzipierten Anstalten aufzulösen und die verschiedenen Abteilungen an die gewöhnlichen Krankenhäuser anzuschließen? ... Das Krankenhaus Haar steht vor dem Kollaps.«

Stephan Lebert, Eine Psychofabrik vor dem Kollaps. Süddeutsche Zeitung vom 26./27.05.1990

Theorien und Erkenntnisse der Sozialpsychiatrie hatten damals an anderen Orten bereits zu patientenfreundlichen Neuerungen geführt. Schon in den 1980er-Jahren waren auch in Deutschland Langzeitbereiche psychiatrischer Kliniken, z.B. in Gütersloh unter Klaus Dörner, zugunsten einer alltagsnahen Versorgung durch gemeindepsychiatrische Verbünde aufgelöst worden. In Bayern, so auch in München ließen viele dieser Neuerungen noch auf sich warten. Missstände, die seit den 1970er-Jahren öffentlich angeprangert wurden, waren zwar in einem ersten Reformschritt auch in dem für München zuständigen Bezirkskrankenhaus Haar weitgehend überwunden; Schlafsäle waren unterteilt, alte Gebäude renoviert, Sozialpädagogen und Psychologinnen eingestellt, sozio- und verhaltenstherapeutische Programme verwirklicht, und der Bereich, in dem die „chronisch Kranken" untergebracht gewesen waren, war unter dem Einfluss der Psychiatriereform auch hier aufgelöst worden. Eine wirkliche Öffnung und Außenorientierung des Krankenhauses aber hatte bislang nicht stattgefunden. Das „Bett" war die vorrangige Behandlungsform. Noch immer gab es buchstäblich Schranken und Mauern zwischen „den Gesunden" und „den Kranken".

Stimme

»Während sich um uns herum gewaltige gesellschaftliche Umwälzungen vollzogen hatten, war die von der Psychiatrie Enquete[1] 1975 erhoffte Woge allenfalls zu trägen Wellen verebbt, die die Anstaltsmauern umspülten. Dahinter zumeist verschlossene Türen. Fernab jeder ›normalen‹ Lebenswirklichkeit hatte sich in Jahrzehnten eine eigene, stabil gewordene Welt entwickelt. Mit eigenen Spielregeln, durchorganisiert entlang nicht endender Sachzwänge, unbeweglich, in sich gefangen, starr und verkrustet.

Mit massiven Auswirkungen für die Patienten: fremdbestimmt hatten sie sich dieser Welt zu fügen, sich einzuordnen, getrennt nach Geschlecht, teils noch in großen Schlafsälen, kategorisiert in einfach und schwierig, mit Sonderbehandlung für unangepasstes Verhalten. Ausgrenzung und Stigmatisierung auch innen.

Entsprach all das dem, was wir uns vorgestellt und vorgenommen hatten, in unseren Ausbildungen als Krankenschwestern und -pfleger, Psychologen, Sozialpädagogen, Ärzten? Wie konnte und warum sollte es sein, dass die Medizin in ihren somatischen Fachgebieten sich weiterentwickelte und ständig neu erfand– und ausgerechnet die Psychiatrie, diese Disziplin, die dem Menschen in all seinen Facetten, in seiner Komplexität inklusive seiner seelischen Verfassung gegenübersteht, so festgefahren und im wahrsten Sinne des Wortes eingemauert war?«

Michael Welschehold, aus der Rede zur Verabschiedung von Gabriele Schleuning im Mai 2018

[1] Im Auftrag des Bundestages durch eine Sachverständigenkommission nach mehrjähriger Arbeit im Jahr 1975 verfasster Bericht über die Lage der Psychiatrie in Deutschland, der schwerwiegende Mängel bei der Versorgung psychisch Kranker aufzeigte. Eine weitere Expertenkommission setzte diese Arbeit fort und empfahl Ende der 80er Jahre, die Versorgung der psychisch Kranken in das allgemeine medizinische Versorgungssystem und in die Gemeinden zu integrieren.

Um „Gemeindepsychiatrie“ als die wesentliche Zielgröße aller psychiatriereformerischen Forderungen umzusetzen, waren die Grundvoraussetzungen im Großraum München längst nicht gegeben. Viel zu groß war mit 2,3 Millionen Einwohnern das Einzugsgebiet, für welches das zuständige Bezirkskrankenhaus Haar die Versorgungsverpflichtung hatte. Neben der Stadt München selbst waren hier neun weitere Landkreise angeschlossen und das mit Orten, die zum Teil mehr als 100 Kilometer und damit eine Halbtagesreise entfernt lagen.

ZWEI WELTEN – AMBULANT UND STATIONÄR

Eine auf die einzelne Patientin bezogene und passend zugeschnittene Zusammenarbeit zwischen den Stationen im Krankenhaus und den ambulanten Angeboten war unter diesen Bedingungen nicht möglich. Und das, obwohl damals schon klar war, dass gerade die schwerer kranken Menschen Kontinuität in Begleitung und Behandlung brauchen. Ein für heutige Verhältnisse unglaublich großer stationärer Bereich stand einem durchaus auch beachtlichen ambulanten Bereich gegenüber: Auf der einen Seite waren da mehr als 2500 Betten am Bezirkskrankenhaus Haar und weitere etwa 400 an den Universitätskliniken und dem Max-Planck-Institut für Psychiatrie, auf der anderen Seite fast 150 niedergelassene nervenärztliche und psychiatrische Praxen, etwa 800 Psychotherapeuten, sowie eine beträchtliche Anzahl von Spezialberatungsstellen, Tagesstätten, therapeutischen Wohngemeinschaften, Sozialpsychiatrischen Diensten und andere sogenannte komplementäre Einrichtungen, die – nicht unbedingt planvoll, sondern eher im Wildwuchs – in den späten 1970er und -80er Jahren entstanden waren.

IN DER KLEMME DER DREHTÜRPSYCHIATRIE

Für die Mitarbeiterinnen im Krankenhaus war es unmöglich, alle diese in der Großregion verfügbaren Angebote zu kennen und sie gar zur Mitbehandlung einzubeziehen. Eingefahrene Abläufe wollten es zudem, dass die dem Bezirkskrankenhaus zur Aufnahme zugewiesenen Patientinnen nach einem möglichst krankenhausfreundlichen, pseudogerechten Schema und nicht nach patientenbezogenen Gesichtspunkten auf die Stationen verteilt wurden. Die Folge war, dass Patientinnen bei wiederholten stationären Aufnahmen unter Umständen jedes Mal auf eine andere, neue Station kamen: Wieder war die Krankheits- und Leidensgeschichte vorzutragen, wieder war Auskunft über Familie, Kindheit, Erbkrankheiten zu geben, wieder hatten neue Ärzte neue Ideen zur Behandlung. Von einer niedrigschwelligen, offenen Atmosphäre an der Eingangstür zur Klinik konnte keine Rede sein. Ein Vertrauens- und Beziehungsaufbau mit kontinuierlicher Zusammenarbeit zwischen stationären und ambulanten Behandlern und fundiertem geteiltem Wissen über die persönlichen Lebens- und Herkunftsverhältnisse der Patienten war unter diesen Umständen gänzlich ausgeschlossen. Nachvollziehbar, dass diese für die Patientin undurchschaubare und belastende, als „Drehtürpsychiatrie" bekannt gewordene Situation nicht gerade zur Vertrauensbildung in psychiatrische Hilfen beitrug.

Information i

Wiederkehrende stationäre Aufnahmen können durchaus einen therapeutischen Zweck erfüllen, wie das z.B. bei in Absprache zwischen ambulanten und stationären Behandlern erfolgenden, wiederkehrenden Kurzzeit-Interventionen für schwer chronisch kranke Menschen der Fall sein kann, die auf diese Weise langfristig in ihrem sozialen Umfeld verbleiben können. Wenn eine solche Patientin oder ihre Bezugspersonen eine Verschlechterung des Befindens beobachten, kann ein kurzer stationärer Aufenthalt auf einer bekannten Station mit vertrauten Ansprechpartnern erheblich zur Stabilisierung der Gesundheit beitragen. Vom „Drehtürpatienten" ist im Gegensatz dazu die Rede, wenn ein solcher Zweck nicht erkennbar ist, wenn keine gemeinsame Planung für die Aufenthalte zugrunde liegt, sondern stationäre Aufnahmen ohne formulierten Auftrag nur als hilflose Reaktion des Umfelds auf ständige Schwankungen des Befindens in einer instabilen Lebenssituation ohne langfristige ambulante Behandlungsplanung erfolgen.

Draußen, das heißt außerhalb des Krankenhauses, war die Situation für Patienten wie für Behandler ähnlich unübersichtlich: Die vielen neu entstandenen ambulanten Einrichtungen und Dienste, die von der psychiatriepolitischen Idee her eigentlich das Großkrankenhaus entlasten sollten, um – als Antwort auf „Hospitalismus" und „Institutionalisierung" – lebensweltnahe sozialpsychiatrische Unterstützung anzubieten und eine „Rückkehr der Kranken in die Gemeinde" zu erleichtern, kamen diesem Auftrag nur bedingt nach. Weder gab es zwischen den Einrichtungen eine Abstimmung darüber, wer was anbietet, noch gab es eine Verpflichtung zur Versorgung bestimmter Patientengruppen. Die schwierige Aufgabe, sich auch außerhalb des Krankenhauses der schwer und chronisch kranken Patientinnen anzunehmen, um Ängste gegenüber psychiatrischer Behandlung abzubauen, passende Hilfen frühzeitig anzubieten und so erneuten Aufnahmen ins Krankenhaus vorzubeugen, machte sich kaum eine dieser Einrichtungen freiwillig zu eigen. Dieser Unverbindlichkeit im Aufgabenprofil der Dienste und dem Mangel an Transparenz darüber, was es in einer Region überhaupt an Angeboten gibt, war zuzuschreiben, dass notwendige Hilfen, wenn überhaupt, nur auf kosten- und zeitintensiven Umwegen zu den Hilfesuchenden gelangten; von den Belastungen für die Betroffenen und deren Angehörige einmal ganz abgesehen.

Eine neue Runde Psychiatriereform stand an. Erste Schritte sollten zu mehr Überschaubarkeit und einer besseren Abstimmung ambulanter und stationärer Angebote führen. Die Behandlung der Patientinnen sollte dadurch planvoller werden und von mehr Kontinuität geprägt. Aus diesen Anforderungen ergaben sich Kernelemente der Reform: eines der ersten war dabei die „Sektorisierung", d.h. die Aufteilung der Stadt in überschaubare Versorgungsregionen, gemäß derer dann auch eine entsprechende innere Neuordnung des Krankenhauses erfolgte. „Gemeindeintegration", also psychiatrische Behandlungen im Lebensumfeld der Erkrankten mit dem Vorrang ambulanter vor stationärer Hilfe war damit allein aber noch nicht erreicht.

Hintergrund

»Die alte Psychiatrie konzentrierte sich auf Schutz und Verwahrung. Für die neue Psychiatrie stehen Behandlung und Rehabilitation mit allen ihren Risiken und Chancen ganz im Vordergrund.

Im ersten Bericht (der Psychiatrie-Enquetekommission von 1975, Anm. d. Autorinnen) hatten die zentralen Forderungen darin bestanden, dass vier Aspekte zu gewährleisten sind:

- *die Zugänglichkeit der psychiatrischen Versorgung für alle, durch Schaffung überschaubarer Pflichteinzugsgebiete, durch Sektorisierung*
- *die Kontinuität der Behandlung*
- *die Integration der psychiatrischen Versorgung in die übrige Medizin*
- *die Differenzierung der Behandlungsfelder für Kinder und Jugendliche, für psychisch kranke Erwachsene, für Abhängigkeitskranke, für Alterskranke und für strafrechtlich untergebrachte psychisch Kranke, sowie die Schaffung eines eigenen Versorgungssystems für geistig behinderte Menschen*

In der zweiten Expertenkommission von 1987/88 standen andere Forderungen im Mittelpunkt, nämlich die Ziele psychiatrischer Behandlung und Betreuung nicht auf die medizinische Seite zu begrenzen, sondern die Grundbedürfnisse der Kranken zu differenzieren in folgende Bereiche:

- *Behandlung, Pflege und Wohnen*
- *Betätigung durch Arbeit und berufliche Bildung*
- *Gewährleistung der Teilhabe am gesellschaftlichen Leben durch Kontaktstiftung, Vertragsgestaltung, Tagesstrukturierung und vieles andere mehr.«*

Asmus Finzen (2015), S.392 ff.

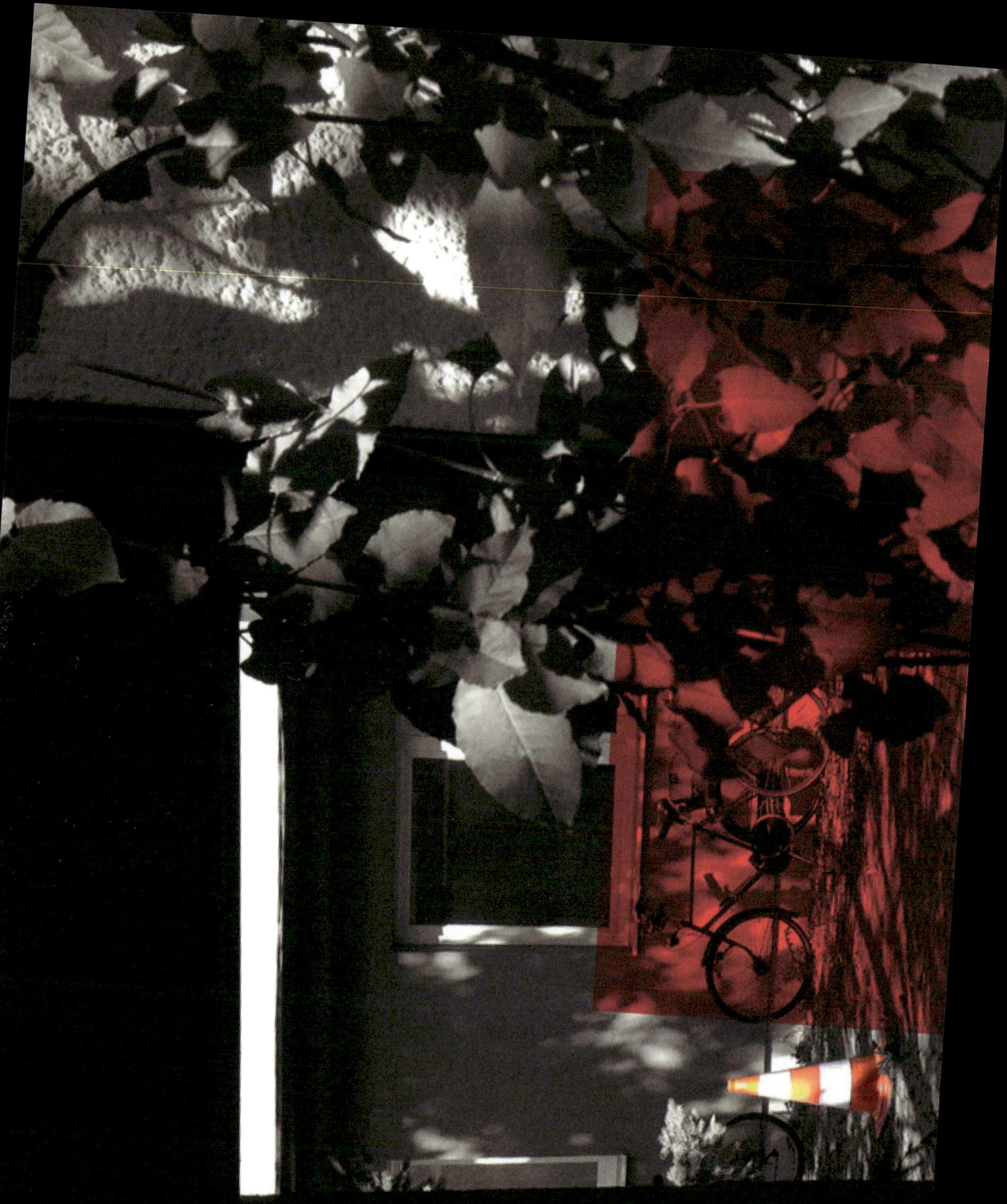

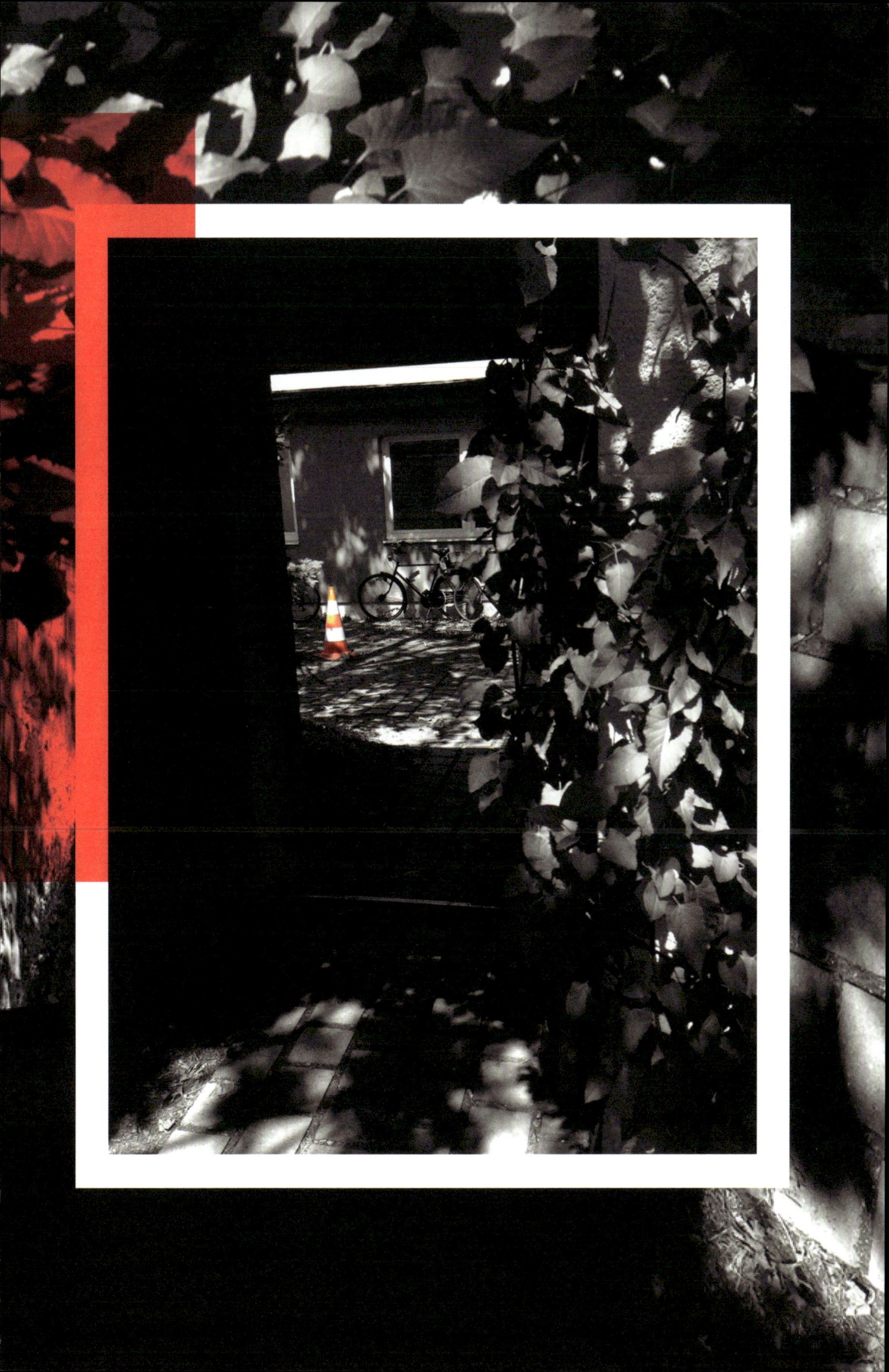

MÜNCHEN BRAUCHT EIN KRISENZENTRUM

NACHTS VOR VERSCHLOSSENEN TÜREN

Betroffene, Angehörige und fortschrittliche sozialpsychiatrische Professionelle waren sich einig: Es konnte nicht länger hingenommen werden, dass eine mit ambulanten wie stationären Versorgungsangeboten so gut ausgestattete Stadt wie München für Menschen in seelischen Krisen keine andere Erstanlaufstelle bietet als das außerhalb der Stadt gelegene Großkrankenhaus Haar. Dies aber war gängige Praxis. Die wenigen Angebote zur ambulanten Krisenhilfe, wie z.B. die „Arche“[2], eine hervorragende Einrichtung für Menschen in (v.a. suizidalen) Lebenskrisen, waren nicht für psychiatrisch akut und schwerkranke Menschen vorgesehen, sondern auf bestimmte Problembereiche spezialisiert. Und vor allem hatten sie nur zu den üblichen Sprechzeiten geöffnet. Abends, nachts und an den Wochenenden blieben sie ebenso geschlossen wie die mehr als hundert Nervenarzt- und Psychiaterpraxen und die der fast tausend niedergelassenen Psychotherapeutinnen. Dem Umstand, dass sich mehr als die Hälfte aller akuten seelischen Krisen außerhalb der regulären Sprechzeiten zuspitzen (wie in der „Münchner Krisenstudie“[3] gezeigt), wurde so in keiner Weise Rechnung getragen.

[2] *DIE ARCHE - Suizidprävention und Hilfe in Lebenskrisen e.V. München*
[3] *Schleuning, Welschehold (2003)*

Kommentar ”

»Während es in nunmehr zwei Jahrzehnten bundesdeutscher Psychiatriereform vielerorts gelungen ist, psychiatrische Rehabilitation auf einem recht hohen Standard zu entwickeln, stehen qualifizierte Hilfen außerhalb von Krankenhäusern in akuten Krisen und Notfällen nach wie vor nur höchst unzureichend zur Verfügung...

Dort, wo man sich in den letzten Jahren auf den Weg gemacht und Konzepte entwickelt hat, um dem unabweisbaren Bedarf zumindest in Ansätzen gerecht zu werden, konnte man nicht auf begründete Standards oder übertragbare Lösungen zurückgreifen. So finden sich weder in der Enquete von 1975 noch in den Empfehlungen der Expertenkommission von 1988 auch nur ansatzweise Konzepte für entsprechende Dienstleistungen. Dies ist insofern nachvollziehbar, als es sich bei Krisenintervention und Notfallpsychiatrie nicht um einen institutionellen Versorgungsbaustein handelt, sondern um eine unter Umständen sehr komplexe Hilfefunktion.«

Günter Wienberg (1993), S.7

Und wie stellte sich die Situation im stationären Bereich dar? Zwar waren die im Stadtgebiet gelegenen beiden Psychiatrischen Universitätskliniken und das Max-Planck-Institut für Psychiatrie grundsätzlich rund um die Uhr zugänglich, zur Aufnahme von unangemeldeten Akut- oder Krisenpatienten aber waren sie nicht verpflichtet und ließen sich diesbezüglich auch auf keine verbindlichen Absprachen ein. Hatten sie freie Betten und „passte" die Patientin, wurde sie möglicherweise aufgenommen. Ansonsten blieb nur der Weg ins Bezirkskrankenhaus Haar. Weil dieser aber von vielen Menschen in akuten seelischen Notlagen nicht freiwillig eingeschlagen wurde, zog sich die Krise oft hin, spitzte sich weiter zu, gipfelte in Zuständen von Erregung, Verzweiflung, Panik und Angst, um letztlich zu einer „unfreiwilligen", nicht selten auch gewaltsamen Aufnahme in Haar zu führen; mit dem Effekt, dass das für eine langfristig erfolgreiche Behandlung unverzichtbare Vertrauen in die Psychiatrie für lange Zeit verloren gegangen war.

ANSTÖSSE AUS VERSCHIEDENEN RICHTUNGEN

Der Ruf nach einem Krisenzentrum, das im Stadtgebiet gut erreichbar gelegen ist und eine wohnortnahe Alternative zum Bezirkskrankenhaus Haar darstellt, ging von dieser Schieflage in der Versorgung aus. Impulse dafür kamen zeitgleich von mehreren Seiten. Seit Mitte der 80er Jahre hatte die Psychosoziale Arbeitsgemeinschaft München (PSAG), ein Planungs-, Beratungs- und Koordinationsgremium aus Vertretern der psychiatrischen Versorgung, der Politik, der Planungsbehörden, der Kostenträger, der Selbsthilfe der Angehörigen und der Psychiatrieerfahrenen, sich immer wieder mit der misslichen Lage der psychiatrischen Krisenversorgung für die Bürger der Stadt München befasst. Ein von ihr speziell zu diesem Thema eingerichteter „Arbeitskreis Krise" koordinierte die von verschiedenen Seiten ausgehenden Überlegungen und Pläne, erarbeitete konkrete Vorschläge und trieb das Vorhaben „Verbesserung der psychiatrischen Krisenversorgung in München" maßgeblich voran.

Wichtige Vorarbeiten zu Planung und Konzept kamen aus dem Krankenhaus selbst, insbesondere dem Team der Zentralen Aufnahme und Ambulanz, welches später zum Gründungsteam des Atriumhauses werden sollte. An keinem anderen Ort des Krankenhauses wie hier an der Eintrittspforte für damals ca. 8000 Menschen pro Jahr, war den Mitarbeitern, die den Erstkontakt zu diesen Menschen hatten, offenkundiger, wie sehr eine niedrigschwellige psychiatrische Anlaufstelle im Stadtgebiet fehlte. Tag für Tag nahmen sie wahr, wie ungeeignet das Großkrankenhaus für die Erstversorgung vieler Menschen in seelischen Krisen ist und wie viel besser häufig auch chronisch kranken Patientinnen bei Verschlechterungen ihres Befindens in einer weniger institutionellen Einrichtung nahe ihres Wohnortes geholfen werden könnte.

SCHRITTE ZUM KONSENS

Gerade zu dieser Zeit hatte die Psychiatriepolitik des Bezirks Oberbayern, Träger auch des Bezirkskrankhauses Haar, enorm an Kontur gewonnen. Die Auseinandersetzung über zeitgemäße Strukturen psychiatrischer Versorgung hatte quer durch alle politischen Parteien und Ebenen der Verwaltung eine bisher nicht gekannte Dynamik angenommen. Die Benennung eines sozialpsychiatrisch erfahrenen Fachvertreters als Psychiatriekoordinator führte zu einer konstruktiven Zusammenarbeit zwischen Politik, Administration und Fachlichkeit. Ein oberbayerischer Psychiatrieplan wurde erarbeitet, der die Zielplanung für die nächsten Jahre festlegte und die Einrichtung zunächst eines Krisenzentrums im Stadtgebiet München benannte.

Um die im Psychiatrieplan[4] aufgezeigte Idee eines psychiatrischen Krisenzentrums in der Stadt München konkret umzusetzen, bedurfte es vieler Schritte. Zunächst war ein Konsens aller Verantwortlichen auf Ebene des Bezirks Oberbayern sowie die Befürwortung der ärztlichen und administrativen Leitung des Bezirkskrankenhauses Haar notwendig, denn das Krisenzentrum sollte ja als vorgeschaltete Anlaufstelle dieses Krankenhauses dienen und seine „Außenstelle“ sein.

[4] Zweiter Bayerischer Landesplan zur Versorgung psychisch Kranker und psychisch Behinderter (1990)

GEDANKEN UND THEORIEN, DIE EINFLIESSEN

Eines Tages war es soweit: Die Phase der konkreten Planung und Vorbereitung konnte beginnen. Wohl gab es genügend Überlegungen – welche aber würden, auf den Prüfstand der Machbarkeit gestellt, bestehen?

Seit Jahren hatten wir – eine Truppe engagierter und veränderungswilliger Mitarbeiterinnen aus dem Bezirkskrankenhaus Haar – mit Kollegen aus den ambulanten Einrichtungen Pläne geschmiedet: Dass ein Ort geschaffen werden müsste, der gerade den seelisch kranken Menschen, die sich am wenigsten helfen können, wohnortnah in der Stadt Schutz und Hilfe gewährt, ohne sie zu sehr aus ihrem Alltag herauszulösen, zu stigmatisieren und zu bevormunden.

Noch längst bevor feststand, wo in München der Ort für diese neue Anlaufstelle sein könnte und wem die Aufgabe übertragen werden würde sie zu gestalten, wurde ein Geflecht von – oft genug kontrovers diskutierten – Gedanken und Theorien gesponnen, das die ideelle Basis für die neue Einrichtung bilden sollte.

Es nährte sich aus der Auseinandersetzung mit der schuldbeladenen Vergangenheit der deutschen Psychiatrie, mit den autoritären Strukturen, die das Fortbestehen menschenunwürdiger Verhältnisse in den psychiatrischen Anstalten nach 1945 weiter zugelassen hatten, mit den Theorien und Bewegungen der Antipsychiatrie und den Forderungen der Psychiatriereform nach Gleichberechtigung und Emanzipation, gegen Unterdrückung und Ausgrenzung seelisch kranker Mitbürger.

Letztlich sollte sich zeigen, dass die an dem intensiven Diskurs beteiligte Gruppe von Mitarbeiterinnen aus dem Bezirkskrankenhaus Haar tatsächlich zum Gründungsteam des Atriumhauses wurde. Wenn wir im Folgenden von „uns" sprechen, ist dieses Team gemeint.

PHILOSOPHISCHE UND PSYCHIATRISCHE IDEENGEBER UND VORDENKER

Für das Konzept, seine Ausgestaltung und die Prägung des späteren psychiatrischen Krisenzentrums nahmen verschiedene Väter der modernen Psychiatrie eine Schlüsselrolle ein.

Die „demokratische Psychiatrie" Italiens forderte dazu auf, die „ausgegrenzte Verrücktheit" wieder in die Gemeinde zurückzuführen und Achtung zu haben vor der Andersartigkeit jedes Einzelnen. Ihre Leitfigur Franco Basaglia gab den maßgeblichen fachlichen, aber auch gesellschaftspolitischen Anstoß dazu, dass 1978 in Italien ein Gesetz zur Abschaffung der psychiatrischen Anstalten in Kraft trat, welches jede erneute Aufnahme eines psychisch Kranken in einem der bisherigen Großkrankenhäuser untersagte. Flächendeckend wurden Zentren für die ambulante psychiatrische Akutversorgung errichtet und die wenigen stationären Betten, die blieben, befanden sich in kleinen Einheiten an den somatischen Kliniken.

Hintergrund

»Basaglia und seine Mitarbeiter versuchten, am Beispiel der psychiatrischen Anstalt in Görz ein neues Verhältnis zwischen Arzt (bzw. Pfleger) und Patient, zwischen gesundem und krankem Individuum zu finden und zu praktizieren. Es gelang ihnen, eine Wirklichkeit zu schaffen, in der die Wechselseitigkeit der Beziehungen, die Gemeinschaftlichkeit des täglichen Daseins und die Reaktivierung der Individualsphäre der Patienten zur Richtschnur wurden. Das Personal erlebte eine erhöhte Arbeitsbefriedigung; die Kranken entdeckten zum ersten Mal eine gewisse Lebensbefriedigung. Geschlossene Abteilungen, Zwangsmieder und Streckbetten erwiesen sich als überflüssig. Man versuchte, dem Kranken das Gefühl für Verantwortung zurückzugeben und in ihm den Willen und das Bedürfnis zu wecken, Verantwortung sich selbst und den anderen gegenüber zu übernehmen.«

Anneheide Ascheri-Osterlow, Nachwort zur deutschen Ausgabe. In: Franco Basaglia (1980), S. 374

Der kanadische Soziologe Erving Goffman beschrieb die psychiatrische Anstalt als „totale Institution", in der Menschen von der Gesellschaft isoliert und demütigenden Prozeduren ausgesetzt werden, mit vernichtenden Folgen für den betroffenen Menschen.

In England formulierte Ronald D. Laing auf daseinsanalytisch-phänomenologischer Grundlage ab den 60er Jahren die politisch-institutionelle Forderung nach „humanen Orten für den Wahnsinn"; mit David Cooper, der um 1970 den Begriff der „Antipsychiatrie" prägte, gründete er therapeutische Gemeinschaften, als bekannteste Kingsley Hall, in denen sich Therapeutinnen und Patienten auf Augenhöhe im Versuch des gegenseitigen Verstehens begegnen sollten.

Gilles Deleuze und Félix Guattari beschrieben und hinterfragten die Entfremdung des Individuums in der kapitalistischen Gesellschaft: „...Warum sperrt sie ihre Verrückten ein, statt in ihnen ihre eigenen Helden, ihre eigene Vollendung und Verwirklichung zu erkennen?" (1972, S. 316). Mit dem Anti-Ödipus (1972) formulierten sie Gegenmodelle zur klassischen psychiatrischen Sichtweise von Krankheit und Gesundheit. Guattari entwarf in Frankreich mit der Klinik La Borde die Konzeption einer Institution, die die starren Beziehungsstrukturen klassischer Anstalten durch ein partizipatives Modell des Miteinander aufzulösen versuchte.

In den Niederlanden griff Jan Foudraine (1973) die Frage Ronald Laings, „Wer ist aus Holz?" auf. Er beschrieb in einfühlsamer Weise die psychotischen Erlebensweisen als Begegnung des Menschen mit eigenen, vielleicht unterdrückten Anteilen des eigenen Selbst und kritisierte den mechanistischen Umgang von Ärztinnen und Therapeuten mit der existenziellen seelischen Not psychisch Kranker.

In Amerika wurden Erfahrungen gesammelt mit den Modellen von Soteria (Loren Mosher) und therapeutischer Gemeinschaft (nach Maxwell Jones); Therapie wurde vorrangig als Begegnung verstanden und fand in der Gestaltung der Beziehung statt, medizinische Kategorien und Hierarchien traten in den Hintergrund.

Der Psychiater Loren R. Mosher hatte sich mit der Gründung der ersten Soteria in San Jose, Kalifornien deutlich den gesellschaftlichen Erwartungen und fachlichen Vorgaben der 70iger Jahre widersetzt. In scharfem Kontrast zur bestehenden Psychiatrie setzte die Philosophie des Soteria-Projekts auf die menschliche Beziehung als wesentlichen Faktor in der Behandlung vor allem von Menschen mit Psychosen. In einer Atmosphäre von Geborgenheit und in intensivem Kontakt von Mensch zu Mensch sollten Patienten in ihrem akuten psychotischen Erleben aufgefangen werden. Eine reizarme, schützende Umgebung sollte den Einsatz von Medikamenten überflüssig machen. Die menschliche Zuwendung und die bedingungslose Bereitschaft, den Menschen in seiner psychotischen Krise zu verstehen und zu begleiten, das „Being-With", bildete dabei die Basis für den Heilungsprozess.

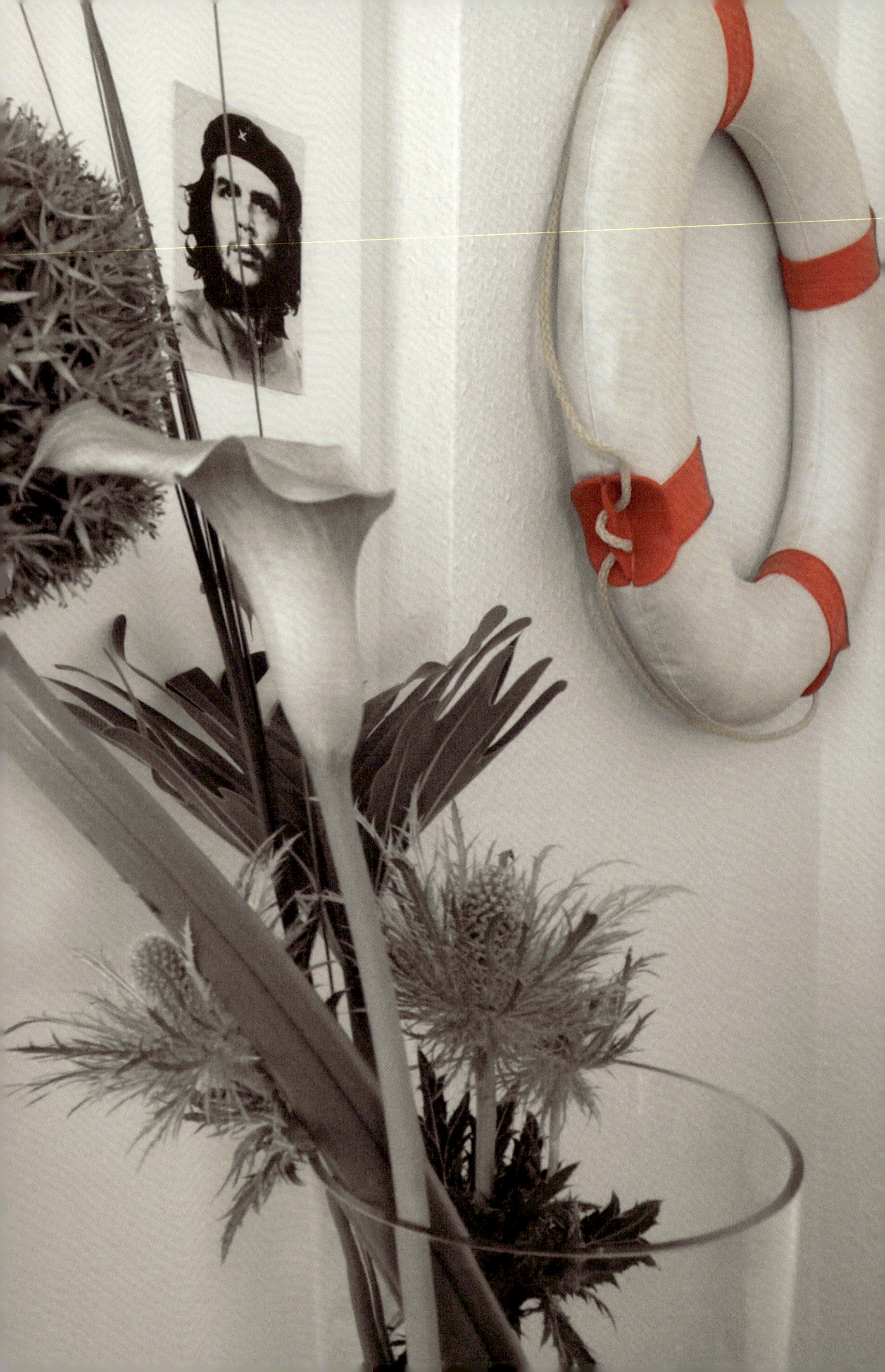

Gleichzeitig entwickelten sich nicht medizinische Modelle seelischer Prozesse wie der Begriff der Salutogenese, geprägt von Aaron Antonovsky in den 80er Jahren, welcher sich seelischen Zuständen nicht von der normativen Defizitorientierung, der Pathogenese, her näherte, sondern von der Frage nach der Entstehung oder dem Erhalt von Gesundheit. Dieses ressourcenorientierte Modell wurde zu einer wichtigen Grundlage der therapeutischen Haltung im Atriumhaus.

Erkenntnisse z.B. über den phasenhaften Ablauf von psychischen Krisen (Caplan 1964, Cullberg 1978) oder die Strukturierung von Interventionsprozessen in der Krisenintervention (Jacobson 1974) flossen ebenso in das therapeutische Konzept ein, wie die Appelle und Anregungen von Psychiatrievordenkern wie Klaus Dörner, Asmus Finzen, Karl Peter Kisker, Christian Müller, Caspar Kulenkampff, Heinz Häfner, Matthias Krisor und anderen, die seit den späten 1970er Jahren zu einem Paradigmenwechsel und einer Neuorientierung in der deutschen Psychiatrie weg von einer medizinisch-funktionalistischen Annäherung hin zur therapeutischen Begegnung aufforderten: „Psychiatrie ist soziale Psychiatrie, oder sie ist keine Psychiatrie“, so hatte es Klaus Dörner schon Anfang der 1970er Jahre programmatisch formuliert. Eine offene und gewaltfreie Psychiatrie war anzustreben, die starren Strukturen der „Anstaltspsychiatrie“ zugunsten einer von menschlicher Begegnung geprägten Behandlung zu verändern.

Aus der Diskussion über all diese Modelle und Hintergründe bildete sich eine Grundhaltung heraus, mit deren Hilfe wir die Grundsätze für die zukünftige Einrichtung entwickelten:

Es sollte uns nicht darum gehen, von den gesellschaftlichen Normen abweichendes Verhalten zu „reparieren“, sondern wir wollten unser Augenmerk auf die subjektive Not der uns anvertrauten Menschen richten und versuchen, sie ohne Bevormundung auf ihren ganz individuellen Lösungswegen in ihrem jeweils eigenen sozialen Gefüge zu begleiten und zu unterstützen. Dieser Grundgedanke führte u.a. zur Planung des Hauses als grundsätzlich offen, ohne geschlossene Türen, hinter denen Patientinnen um „Ausgang“ bitten müssten, und zur Etablierung von Angeboten mit von vornherein klarer zeitlicher Begrenzung.

ERKENNTNISSE UND VORERFAHRUNGEN NUTZEN - EIGENE UND DIE VON ANDEREN

Hintergrund

»Großkrankenhäuser sind nach heutigem Wissen nicht mehr die geeigneten Orte psychiatrischer Regelversorgung.

Die Gründung von Anstalten im vorigen Jahrhundert bedeutete einen enormen Fortschritt gegenüber ›Tollhäusern‹ und ›Narrentürmen‹; inzwischen weiß man aber um die negativen Folgen von Ausgrenzung und Hospitalisierung. Maßnahmen von Seiten des Bezirks Oberbayern, den veränderten Anforderungen zu entsprechen, sind sichtbar:

..... Zeitgemäße Psychiatrie muss gemeindenah, dezentral und so ambulant wie möglich sein.«

Stephan Lebert, Bezirkskrankenhaus Haar: Eine Psychofabrik vor dem Kollaps. Süddeutsche Zeitung: Die Seite Drei. 26./27.05.1990

DIE GUNST DER SPÄTEN STUNDE

Dass die Münchner Psychiatrie mit ihrem Aufbruch in die Gemeinde und ihren Anläufen zu einer Kriseneinrichtung in der Stadt spät dran war, hatte auch Vorteile: Denn zwischenzeitlich waren die Ideen, Theorien und Erkenntnisse zu einer sozialen gemeindeintegrierten Psychiatrie in verschiedenen Länder und an vielen Orten in konkrete Versorgungskonzepte umgesetzt. Aus diesen Modellen konnten wir lernen. Gründlich studierten wir sie in ihrer ganzen Vielfalt und erkundeten, was auf die Münchner Situation übertragbar sein könnte.

Bei allen gedanklichen Exkursionen war uns bewusst, dass wir die Erkenntnisse der „Vordenker" auf die Kernaufgaben des für München geplanten Vorhabens zu beziehen hatten: Dass es sich bei dem geplanten Krisenzentrum um eine Einrichtung handeln sollte, die Tag für Tag Aufgaben der Pflichtversorgung zu bewältigen hat und deren Patienten – oder soll es heißen Gäste – Menschen in seelischen Ausnahmezuständen sein würden, deren akute Not jederzeit höchster Umsicht und Professionalität bedarf. Die Grundsätze der Krisenintervention, als Instrument zur Förderung und Wiederherstellung von personeigenen Ressourcen, erschienen uns hervorragend geeignet, jederzeit die Balance zwischen notwendigem Schutz- und Behandlungsangebot für den seelisch beeinträchtigten Menschen einerseits sowie Anregung zur Selbstverantwortlichkeit des Individuums andererseits im Auge behalten zu können. Gerade auch eine sehr patientenorientierte Einrichtung wie das Atriumhaus kann in die Gefahr der „fürsorglichen Belagerung" geraten[5]: gut gemeint wird die Patientin in einen Kokon von umfassender Hilfe eingesponnen, der unabhängiges, selbstbestimmtes Leben und Denken eigentlich nicht fördert, sondern verhindert. Das sozialpsychiatrische Netz bildet dabei eine gleichermaßen schützende wie abschottende „Parallelwelt". Dies war uns Warnung und Aufforderung, nicht „so viel wie möglich" an Hilfen anzubieten, sondern mit jedem Betroffenen von Anfang an zu überlegen, ab wann und in welchen Bereichen er wieder auf eigene Kräfte vertrauen und selbst auf sie zurückgreifen kann.

Zur besseren Orientierung nahmen wir manche Orte persönlich in Augenschein: die nach dem kalifornischen Soteria-Modell von Loren Mosher in den 1980er Jahren durch Luc Ciompi eröffnete Soteria in Bern; die Krisenambulanz Wedding in Berlin; das Centre psychiatrique d' orientation et d' accueil CPOA und die Dispensaires in Paris; die psychiatrischen Modelldistrikte Islington und Vermont in London; die „Riaggs", sozialpsychiatrische Gemeindezentren in Amsterdam und ein Krisenzentrum in Maastricht; die Krisenhäuser der Progress Foundation in San Francisco.

[5] Ursprünglich ein Romantitel von Heinrich Böll, im Zusammenhang mit Kritikäußerungen an den sozialpsychiatrisch Tätigen entliehnt und vielfach zitiert

VON ANDEREN LERNEN

Die kleinräumige, übersichtliche Organisation der psychiatrischen Versorgung in Frankreich – Psychiatrie du secteur – kannten wir bereits aus der psychiatrischen Vorzeigeregion von Paris, dem 13. Arrondissement. Jetzt galt unser Interesse den Dispensaires: im Stadtgebiet gelegenen psychiatrischen Zentren überschaubarer Größe, die, ergänzend zu den weiter bestehenden Stationen am Großkrankenhaus außerhalb der Stadt, alle relevanten Vor-Ort-Funktionen übernehmen; und dem CPOA, einem in unmittelbarer Nachbarschaft eines großen Allgemeinkrankenhauses angesiedelten „Psychiatrie-Zentrum zur Orientierung und Aufnahme", das mehreren Sektoren von Paris rund um die Uhr als Anlaufstelle zur Erstorientierung in psychiatrischen Krisen und Akutsituationen dient. In diesem personell gut ausgestatteten Zentrum erfolgte Screening, Diagnostik, Weichenstellung und Zuweisung zu den zuständigen Weiterbehandlungsstellen. Zur Überbrückung gab es einige Betten, die aber nicht den Charakter von Krankenhausbetten hatten.

In Deutschland ließen wir uns anregen von den Überlegungen und Forderungen zu einer sozialpsychiatrischen Krisenversorgung, wie sie in vordenkerischer Weise Günter Wienberg, Heinz Katschnig, Klaus Nouvertné, Michael von Cranach und andere gebündelt auf der Bielefelder Tagung „Bevor es zu spät ist......" im Sommer 1992 vortrugen. Aber auch von Versorgungsangeboten, die vorbildliche Krisenintervention in unterschiedlichen Settings umgesetzt hatten: die Notfallhilfe in Solingen, die Krisenambulanz im Bezirk Wedding in Berlin.

Für das spätere Atriumhaus waren diese Besuche außerordentlich wertvoll. Von jedem Modell konnten wir das eine oder andere „abschauen", um schließlich aus einzelnen Mosaik-Bausteinen eine Kriseneinrichtung zu konzipieren, die sich bestmöglich in die Münchener (Versorgungs-)Landschaft fügt bzw. auf deren Anforderungen reagiert.

Wir hatten verstanden, dass kein Konzept überall passt; dass immer von den örtlichen Gegebenheiten auszugehen ist, den Strukturen, der Kultur des Mit- oder Nebeneinanders, auch den Machtverhältnissen vor Ort. Wir lernten aber auch, dass jedes Modell mit Kompromissen klarkommen muss und wieviel Energie es braucht, etwas Neues aufzubauen und zu erproben: für den großen Sprung und für die unzähligen kleinen Schritte und Widrigkeiten; und nicht zuletzt bekamen wir eine Ahnung davon wieviel Mut nötig ist, um die Angriffe, die alles Neue auf sich zieht, durchzustehen.

DER GRUNDSTEIN WIRD GELEGT

Kommentar ❞

»Erleichterung und Stolz war den Protagonisten dieses Pressegesprächs ins Gesicht geschrieben: jeder lobte den anderen über den grünen Klee für die vorbildliche Zusammenarbeit. Oft genug mussten die Politiker zugeben, wie katastrophal die Versorgung psychisch Kranker in der Millionenstadt München, wie überlastet das dafür zuständige Bezirkskrankenhaus Haar, wie hilflos man im Umgang mit von der Polizei aufgelesenen Süchtigen ist. Das soll nun alles besser werden. (...)

An die 600 hilflose Personen seien allein im vergangenen Jahr von der Polizei ins Bezirkskrankenhaus Haar eingewiesen worden, die dortige Aufnahmestation quelle über, die Stadt München habe ihrerseits keinen Platz für die Kriseninterventions-Station gefunden. Im Rahmen der Umstrukturierung des Krankenhauses Haar (Aufteilung in vier Sektoren, die für vier oberbayerische Regionen zuständig sein werden) könne man nun den Ableger in der Bavariastraße ebenfalls ummodeln. Hier entstünden zehn Betten und ein 24-Stunden-Bereitschaftsdienst. Psychisch kranke Münchner würden dann zunächst hier eingewiesen, um ihnen, je nach Diagnose und Schwere der Krankheit, eine passende Weiterbehandlung angedeihen zu lassen.«

Karl Forster, in: Süddeutsche Zeitung vom 15.04.1992, S.22

Ausgerüstet mit den Eindrücken aus den Modellen, die wir besucht hatten, und unserer mittlerweile gründlichen Kenntnis der konkreten Münchner Situation waren wir gut gewappnet. Aufgrund mehrjähriger Tätigkeit in der Zentralen Aufnahme und Ambulanz des Bezirkskrankenhauses Haar, der strategisch wichtigsten Schnittstelle zwischen „drinnen und draußen" kannten wir die individuellen Notlagen tausender akut kranker Menschen, die jährlich zur Aufnahme kamen, aus persönlicher Erfahrung. Gleichzeitig waren wir vertraut mit dem Schicksal vieler Frauen und Männer, die über Jahrzehnte in den Langzeitbereichen des Krankenhauses hospitalisiert gewesen waren und nun, seit ihrer Entlassung, in eigenen, meist betreuten Wohnungen in der Stadt lebten und durch die 1985 eröffnete Ambulanz am BKH Haar betreut wurden.

Beide Erfahrungsbereiche hatten in uns die Überzeugung gefestigt, dass vielen Menschen ein längerer Aufenthalt im wohnortfernen Großkrankenhaus erspart werden kann, wenn in der Stadt eine niedrigschwellige und qualifizierte Krisenanlaufstelle mit Möglichkeit zur stationären Kurzzeitbehandlung verfügbar ist, und dass, wenn sich dieses Angebot auf Menschen mit schweren seelischen Erkrankungen ausrichtet, auch Patienten, die bisher langfristig hospitalisiert waren, fähig sein würden, in der Gemeinde zu leben und ihre Krisen und erneuten Krankheitsphasen wohnortnah ambulant oder kurzzeitstationär aufzufangen.

Hintergrund

»Der Schmerz – die individuelle Erfahrung der Zerbrechlichkeit – benötigt Orte, an denen er als aktiver Ausdruck gegenwärtig sein kann. Besonders in einer flüchtenden Moderne, in der individuelles Leben und individueller Schmerz als Störung und Herausforderung der sofortigen Beseitigung aufscheinen, benötigt der Schmerz als eine Form menschlichen Ausdrucks Räume, in denen sich ein Memorandum ereignen kann – des Schmerzes und seiner Ursache gedacht werden kann, ohne dass dieser sogleich aufgelöst wird. Hier hat für mich Psychiatrie als Ort, der diese Präsenz zulässt, schützt und würdigt, ihre fast einzige Daseinsberechtigung.«

Michael Langhanky (2004), in Bock, Dörner, Naber (Hg), Anstöße, S.311

VOM PLAN ZUR WIRKLICHKEIT

Zeitgleich mit unseren Reisen zu den Orten, an denen Krisenversorgung bereits umgesetzt war, beschloss der Bezirk Oberbayern schließlich im Jahr 1992 die Eröffnung eines ersten „psychiatrischen Krisenzentrums" im Stadtgebiet München.

Für den im Zuge der Aufteilung der Stadt in vier psychiatrische Versorgungssektoren definierten Sektor München Süd mit etwa 360000 Einwohnern sollte das neue Krisenzentrum zuständig sein und es sollte ambulante, teilstationäre und stationäre Krisenbehandlungen anbieten. Aufgabenteilig sollte es also gemeinsam mit den Behandlungsstationen am Bezirkskrankenhaus Haar die psychiatrische Pflicht- und Regelversorgung für diesen Teil der Stadt wahrnehmen.

vom

Großkrankenhaus ...

von

stationär ...

atriu

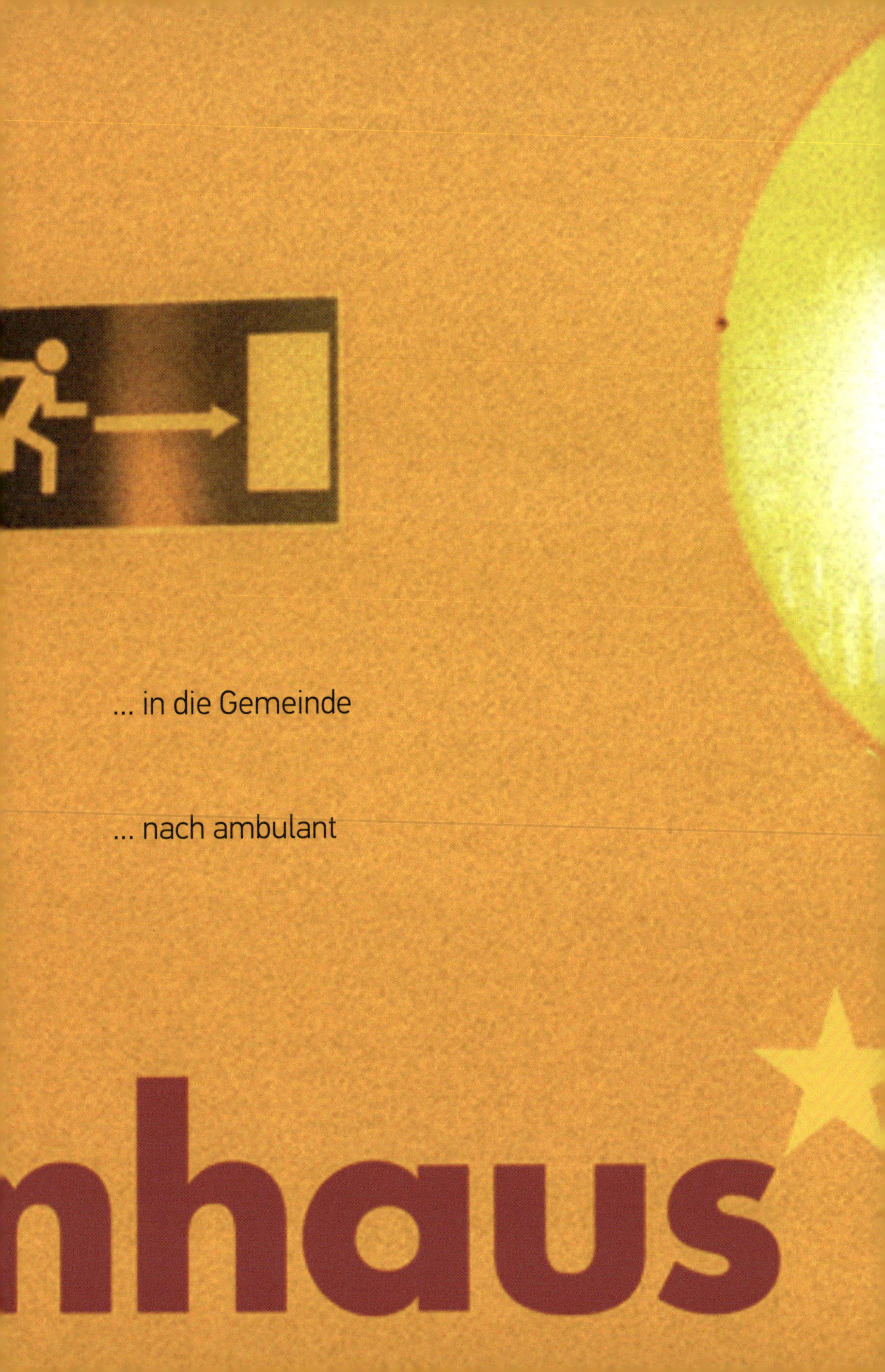
... in die Gemeinde
... nach ambulant
nhaus

DIE WÜNSCHE UND ERWARTUNGEN SIND HOCH

Ein breites Spektrum an Wünschen und eine Fülle an Erwartungen wurde der neuen Einrichtung entgegengebracht: An erster Stelle stand da die Hoffnung der Betroffenen und ihrer Angehörigen nach gut erreichbarer, verbindlicher, wenig institutioneller, psychiatrischer Soforthilfe in jeder Art seelischer Notsituation. Aber auch die Mitarbeiterinnen aus den ambulanten psychiatrischen Einrichtungen, deren Dienstleistungen auf die üblichen Bürozeiten beschränkt waren, wünschten sich für ihre Klientinnen und Patienten eine Anlaufstelle bei Krisen und Notfällen außerhalb ihrer „Sprechzeiten".

Dazu musste diese Einrichtung an 365 Tagen im Jahr rund um die Uhr zuverlässig erreichbar sein und qualifizierte Soforthilfe anbieten. Gemäß der allseits geforderten Grundausrichtung „ambulant vor stationär", über die sich alle Beteiligten einig waren, sollte eine Krisenambulanz, die täglich von 0-24 Uhr geöffnet hat, das Kernstück bilden. Um allerdings auch gefährdete und intensiv schutz- und behandlungsbedürftige Menschen nicht abweisen oder in das außerhalb der Stadt gelegene Bezirkskrankenhaus Haar einweisen zu müssen, waren neben der Ambulanz unbedingt auch Krisenbetten zur kurzzeitigen stationären Krisenbehandlung notwendig.

Besonders dafür brauchten wir neue Konzepte, die sich deutlicher an den Wünschen, Bedürfnissen und Bedenken der Patientinnen orientierten, als das bei den klassischen psychiatrischen Stationen, die wir kannten, der Fall war.

Hintergrund

»Psychodynamik und Selbsterleben in der Einweisungssituation

Wenn man bedenkt, dass viele junge Patienten anlässlich einer Noteinweisung ihre erste Begegnung mit der Psychiatrie haben, kommt man um die Feststellung nicht herum, dass es sich um wichtige biographische Ereignisse handelt. Tatsächlich können sich die Patienten noch viele Jahre an ihre erste Vorstellung in der Psychiatrie erinnern. Die erste Einweisung ist eine biographische Wegmarke ... Die Psychiatrie verpasst an diesem Wendepunkt ihre Chance, sich persönlich statt anonym darzustellen. «

Reinmar du Bois (1996), S.54

Es sollte einfach sein Hilfe zu suchen, und alle direkt oder indirekt Betroffenen, also die Patientinnen selbst, ihre Angehörigen, Bezugspersonen, Behandler, Betreuer, Angehörige, Freunde sollten sich an das Krisenzentrum wenden können.

Das Haus sollte Menschen aus allen Altersgruppen und jeglicher Herkunft, mit den unterschiedlichsten seelischen Problemlagen und psychiatrischen Vorgeschichten offenstehen. Keine Ausschlusskriterien sollte es bezüglich der Art der seelischen Krise geben. Ob „klassische" psychosoziale Krise, z.B. nach einem Schicksalsschlag wie dem Tod eines Angehörigen, ob suizidale Lebenskrise, ob Wiederaufflammen einer bekannten bipolaren Störung, ob erstmalige Konfrontation mit einer schizophrenen Symptomatik, für alle Krisen wollten wir uns zuständig fühlen und Behandlungsmöglichkeiten für den jeweiligen Bedarf anbieten.

Ein Krankenschein oder eine ärztliche Zuweisung würde genügen um behandelt zu werden, im Notfall sollte aber auch das nicht Voraussetzung sein, um Hilfe zu bekommen.

Weil es häufig nicht mit der Behandlung der akuten Krise getan ist, müsste für gute Einbettung in die Versorgungslandschaft mit möglichst reibungs- und nahtlosen Übergängen in die verschiedenen Möglichkeiten weiterführender Behandlung gesorgt werden. Aus diesen Anforderungen ergab sich für die Mitarbeiter der neuen Einrichtung neben dem geforderten breiten Know-how in puncto Krisenintervention eine große zusätzliche Herausforderung: Die weit aufgefächerte psychiatrische und psychosoziale Versorgungslandschaft in München einschließlich den Profilen der einzelnen Einrichtungen musste erkundet werden; einen „Wegweiser" Psychiatrie galt es zu erstellen. Erst dann würden die Voraussetzungen gegeben sein, jedem einzelnen Patienten den für seine individuelle Situation richtigen Weg zu weisen. Weil es aber auch nicht ausreichte, den Patientinnen eine Adresse zu nennen, bedurfte es einer Vielzahl konkreter Absprachen mit den unterschiedlichen Anbietern, die Zug um Zug zu Kooperationspartnern werden müssten.

Vermittlung und Vernetzung, Koordination und Wegweisung sollten also neben qualifizierter Krisenbehandlung der zweite Schwerpunkt des neuen Krisenzentrums werden.

Nun hatte ja der Bezirk Oberbayern im Jahr 1992 beschlossen, modellhaft in einem der vier Münchner Versorgungssektoren, nämlich dem Sektor Süd, ein psychiatrisches Krisenzentrum zu eröffnen. Wo aber sollte es seinen Platz finden? Wie groß müsste es sein, um die Erwartungen und Aufgaben zu erfüllen? Wie sollten die Räume beschaffen und ausgestaltet sein? Und wie war der Forderung zu begegnen, dass bei aller fachlich-psychiatrischer „Vollausstattung" das Erscheinungsbild des Hauses möglichst wenig an eine Klink erinnert, damit auch Menschen der Zugang erleichtert wird, die Angst vor der Psychiatrie haben?

Hintergrund

»Es gibt überhaupt keine Krankheit, bei der die äußere Umgebung, das situative Feld, einschließlich aller Bestände, angefangen von der Beleuchtung und Ausstattung des Raumes, bis zur Geste, Stimme, dem Verhalten und dem Wort der Menschen, von so ausschlaggebender Bedeutung ist, wie gerade der Wahn.«

Klaus Conrad (1992), S. 83

Ein zur Olympiade 1972 erbautes Sporthotel mit dem Namen „Atriumhaus“ sollte letztlich das Modell beherbergen. Vermutlich weil es attraktivere Stadthotels gab, war das Haus 1975 zusammen mit dem angrenzenden Jahrhundertwende-Altbau einer Feilenschleiferei an den Bezirk Oberbayern verkauft worden, der es ab diesem Zeitpunkt als psychiatrische Tages- und Nachtklinik damaliger Prägung nutzte. Die Lage war günstig: eine ruhige Seitenstraße in München Sendling zwischen Wohnhäusern gelegen. Nur wenige Gehminuten von der U-Bahn entfernt; die Innenstadtkliniken der Ludwig-Maximilians-Universität in etwa 2 Kilometern Nähe.

Das Haus selbst zeigte sich als ein unscheinbares, viergeschossiges Anwesen mit angrenzendem Handwerkerbau aus der Wende 19./20. Jahrhundert. Beide Häuser waren durch einen für städtische Verhältnisse großzügigen, zum Teil überdachten, überwiegend nicht einsehbaren Garten verbunden. Auch gehörte ein atriumartiger Innenhof zum Gebäude, der dem Haus seinen Namen gab. Während der mehr als 15 Jahre des Betriebs als Tages- und Nachtklinik waren die Räumlichkeiten weder verändert noch renoviert worden:

Im Foyer luden Korbmöbel von erdrückender Größe nicht gerade zum Bleiben ein. Mehr unheimlich als wohnlich war das dunkelbraune Holzmobiliar, das einem überall im Haus begegnete; und die Arbeitstherapie im Altbau mit ihrer Ausstattung für Tütenkleben und Spielfigurensortieren war das, was eine engagierte Sozialpsychiatrie hinter sich lassen wollte. Gefragt waren doch Offenheit, Flexibilität und Durchlässigkeit, nicht nur bezogen auf das Konzept, sondern auch auf die bauliche Umgebung und Gestaltung.

Andererseits bildete der verwinkelte, gänzlich un-klinische, durch den schönen Garten einzigartige Charakter des Hauses eine gute Umgebung für die Genesung, Gesundung und Heilung seelischer Wunden. Und die hervorragende Innenstadtlage war die beste Voraussetzung für die Verwirklichung einer buchstäblich gemeindenahen Psychiatrie.

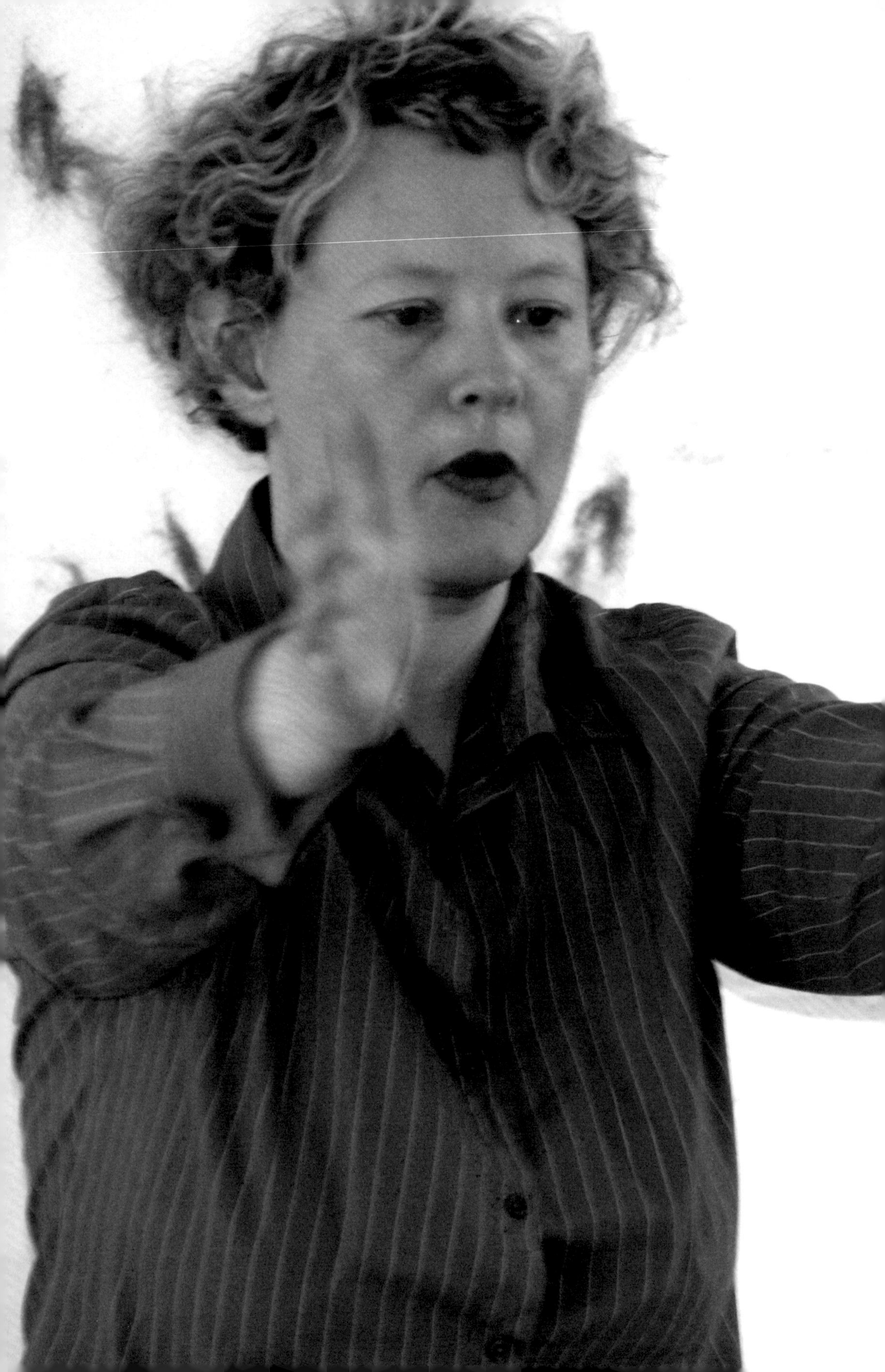

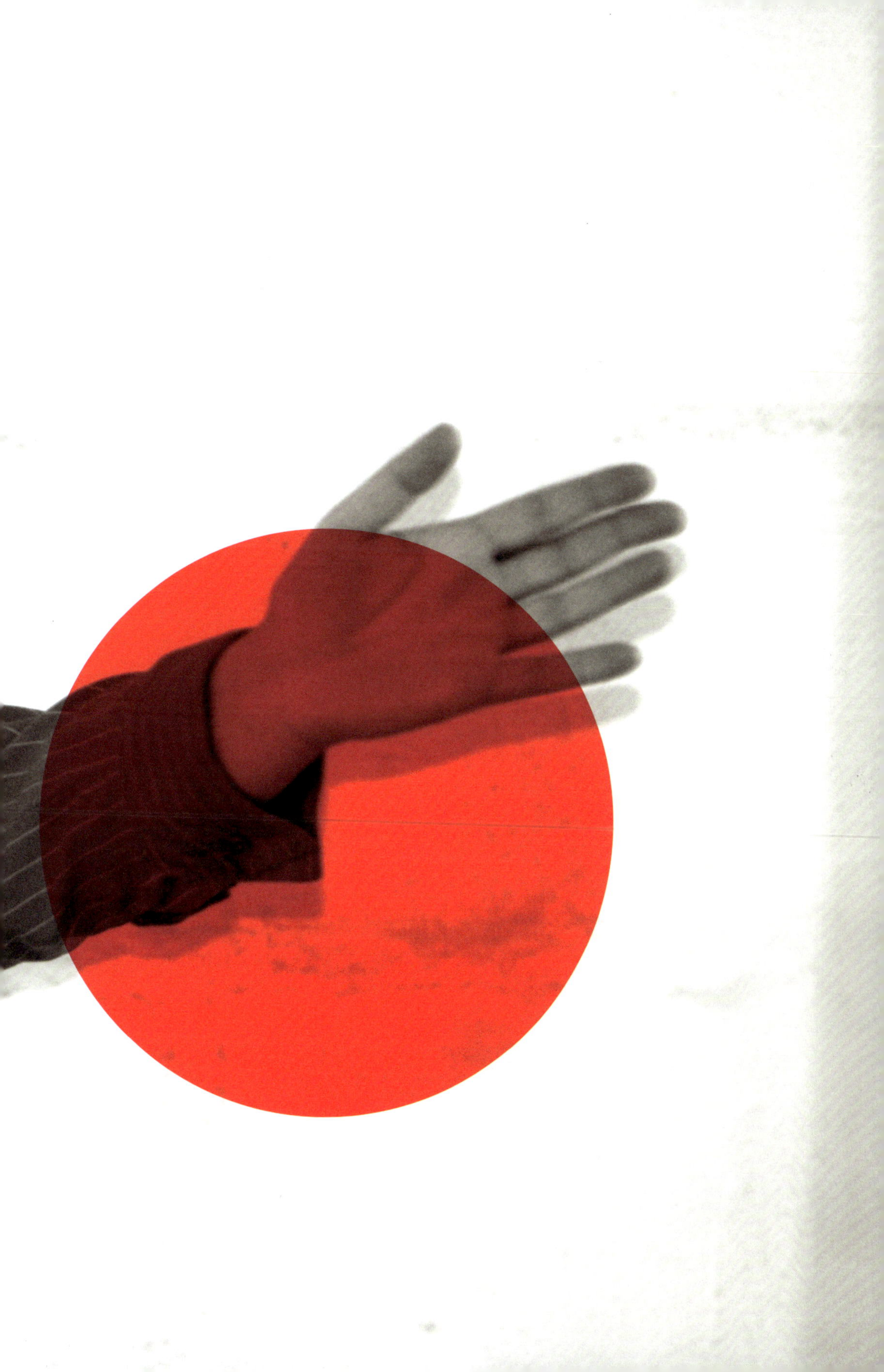

»München wird nicht weiter ein weißer Fleck auf der Landkarte der psychiatrischen Versorgung sein. In dem Pressegespräch stellten die Stadt und der Regierungsbezirk Oberbayern ein neues Projekt vor, mit dem psychische Notfälle künftig gezielter und besser behandelt werden können. In der psychiatrischen Tag- und Nachtklinik des Regierungsbezirks an der Bavariastraße wird im Herbst eine Notfall- und Kriseninterventionseinrichtung eröffnet – ein erster Schritt für eine umfassende Organisation der Versorgung psychisch kranker Münchner Bürger.«

Karl Forster in: Süddeutsche Zeitung vom 15.04.1992, S.22

WELCHE RÄUME BRAUCHT EIN KRISENZENTRUM?

Trotz widriger baulicher Voraussetzungen war es unser unbedingter Wunsch, eine ansprechende und übersichtliche Einrichtung zur Krisenbehandlung entstehen zu lassen. Wie würde es gelingen, die kleinteiligen, unübersichtlichen Räumlichkeiten so umzugestalten, dass die Funktionen, die das neue Krisenzentrum wahrnehmen sollte, dort ihren Platz fänden?

Wir kristallisierten drei Kernfunktionen heraus:

- *Eine Rund-um-die-Uhr-Anlaufstelle zur psychiatrischen Soforthilfe*
- *Behandlungsorte für ambulante, teilstationäre und stationäre psychiatrische Krisenbehandlungen, aber auch*
- *Behandlungsräume für Menschen mit länger dauernden seelischen Erkrankungen, denn für die schwer und langfristig erkrankten Menschen im Versorgungsgebiet wollten wir eine niederschwellige und schnell erreichbare, vor allem ambulante Anlaufstelle etablieren.*

Starre Grenzen zwischen diesen einzelnen „Abteilungen", soviel wussten wir, kamen nicht in Betracht. Gefragt waren vielmehr Flexibilität und Durchlässigkeit, bezogen auf die Behandlungsangebote ebenso wie die Räumlichkeiten.

Für alle Abteilungen des Hauses gemeinsam brauchte es eine „Eingangstür", also ein Foyer mit Wartebereich, Rezeption und Telefonzentrale; einen Speiseraum mit Küche und Lager; Räume für therapeutische Gruppen, und einen Ort, an dem Patienten und Mitarbeiterinnen Vollversammlungen, Veranstaltungen, Konferenzen und Feste abhalten könnten. Die Ambulanz und Aufnahme benötigte ein Aufnahme- und ein Untersuchungszimmer sowie mehrere Gesprächsräume, die gleichzeitig als Mitarbeiterbüros dienen konnten. Für die Tagesklinikpatienten wurden Gemeinschaftsräume, Therapieräume und eine Werkstatt benötigt. Die Krisenstation brauchte eine bestimmte Anzahl von Zweibettzimmern, einen Aufenthalts- und Fernsehraum, eine Teeküche, ein Untersuchungszimmer sowie Gesprächszimmer mit Bürofunktion für die Mitarbeiterinnen. Außerdem benötigte jede Abteilung ein Stationszimmer und eigentlich sollten auch die Mitarbeiter für ihre Pausen einen Sozialraum haben. Ruhemöglichkeiten für die Mitarbeiterinnen, die sich nachts in Bereitschaft halten würden, mussten eingerichtet werden. Schließlich mussten Räume gefunden werden für die Büros der ärztlichen Leitung, der Pflegedienstleitung, der Verwaltung, der Hauswirtschaft und der kleinen Begleitforschungsabteilung, die uns von den Kostenträgern zur Evaluation unserer Arbeit zugestanden wurde.

All dies in dem verwinkelten Gebäude unterzubringen war eine hohe planerische und organisatorische Herausforderung – eine Einschätzung, die die Architekten mit uns teilten.

UMBAU EINES SPORTLERHOTELS

Um wenigstens ein Mindestmaß an Geräumigkeit herzustellen, wurden einige der zahllosen Nasszellen des ehemaligen Hotels entfernt, Zimmer wurden zusammengelegt, Durchgänge eingerichtet. Wo nichts zu vergrößern war, erwiesen sich die Architekten als Lichtkünstler. Helle, freundliche Farben und stucco lustro, der die Unebenheiten im Mauerwerk vertuschte, gaben dem Haus auch optisch einen neuen Anstrich. Das Eichenmobiliar wurde ausgetauscht; klare Formen, helle Töne, leichte Materialien und vielseitige Verwendbarkeit waren die Kriterien, die wir an die neue Ausstattung stellten. Die Architektinnen der Bezirksbauverwaltung nahmen unsere Wünsche auf und setzten sie pfiffig und kostengünstig um.

Im Herbst 1994 wurde das Atriumhaus schließlich mit neuem Konzept, neuer Leitung und geeigneter personeller Ausstattung in neu gestalteten Räumen als Krisenzentrum und erste Außenstelle des Bezirkskrankenhauses Haar eröffnet.

So fanden die ersten Patientinnen ein einladendes Haus vor, das zwar nach wie vor eng und verwinkelt war, aber in den Ecken und Winkeln waren gemütliche Sitzecken entstanden, die bald ihre Benutzer finden sollten.

DER NAME ATRIUMHAUS BLEIBT

Obwohl die neue Einrichtung etwas ganz anderes werden sollte als das, was bisher in den Räumen angesiedelt war, blieb es schließlich bei dem Namen Atriumhaus, den zuerst das Sporthotel getragen hatte und dann die ehemalige Tag- und Nachtklinik des Bezirkes Oberbayern.

Wer das Haus nicht kennt, den mag der Name in die Irre führen. Die Großzügigkeit und Weite, die „Atriumhaus“ vermittelt, findet sich bis heute bestenfalls im Inneren des Geschehens, keinesfalls in der Architektur der Räume.

Und dennoch: „Atrium“ bedeutet umfriedeter Innenhof und ist auch eine Bezeichnung für den Vorhof des Herzens. Etwas Beschützendes, Vertrauensvolles, fanden wir, ging von dem Wort Atriumhaus aus.

»stille treppe
draußen und gleichzeitig drinnen
innerhalb der
Atrium-Schutz-Wand
macht nicht unsicht-
aber verstehbar
Tränen
dürfen fließen
ich werde gesehen aber gelassen
aus dichtem Menschengewühl
ziehts mich zur Treppe
kurz sitzen
alle Splitter meiner Selbst
wieder zusammengesetzt
und ab«

kerstin, in: von der seele schreiben, Schreibwerkstatt Atriumhaus 2014

|2

DIE KRISE WIRD ZUM PROGRAMM

Das Atriumhaus war eröffnet. Nun ging es darum, das am grünen Tisch entworfene Konzept in den therapeutischen Alltag zu übertragen. Was am Atriumhaus, wenn es denn ein „Krisenzentrum" sein sollte, musste anders sein als in einer psychiatrischen Einrichtung, wie wir sie bis dahin kannten?

DIE KRISE EROBERT PSYCHIATRISCHES HOHEITSGEBIET

Seelische Ausnahmezustände von Menschen als Krisen zu bezeichnen und zu behandeln, war in der Psychiatrie nicht neu. Schon in den 1940er Jahren hatten vor allem amerikanische Wissenschaftler (z.B. Erich Lindemann 1944) die Gesetzmäßigkeiten von seelischen Krisen beschrieben. In den 1960er Jahren erforschte Gerald Caplan (1964) Krisen und mögliche Interventionsansätze aus einem sozialpsychiatrischen, präventiven Blickwinkel mit dem Ziel, Krankenhausaufenthalte zu vermeiden. Die 1970er Jahre brachten genauere Beschreibungen unterschiedlicher Arten von Krisen (Cullberg 1978) und die ersten Konzepte der Krisenintervention (Jacobson 1974). In den 1980er Jahren wurde der Krisenbegriff, der sich in der Wissenschaft bis dahin fast ausschließlich auf die sogenannten „psychosozialen" Krisen bezogen hatte, allmählich erweitert.

Nicht zuletzt aufgrund ihrer bestechend hoffnungsvollen Logik hielt diese Sichtweise nun nach und nach Einzug ins psychiatrische Denkmodell:

Hintergrund

»Die Popularität des Kriseninterventionskonzepts leitet sich wesentlich davon ab, dass jede akute Krise die sonst in der Psychiatrie in dieser Weise kaum existierende Chance mit sich bringt, mit kurzen gezielten Maßnahmen im rechten Moment... lang anhaltende therapeutische und auch präventive Wirkung zu erzielen.«

Luc Ciompi, in Schnyder, Sauvant (1993/96), S.16

Auch das für den Großraum München zuständige Bezirkskrankenhaus Haar unterhielt seit den 1980er Jahren eine Krisenstation mit einem differenzierten psychotherapeutischen Konzept. Allerdings war dieses Konzept nicht ausgerichtet auf Menschen mit psychiatrischen Erkrankungen im engen Sinn, sondern auf Patienten in akuten Lebenskrisen, sogenannten psychosozialen Krisen.

Das Konzept der Krisenintervention auch auf die Behandlung von Menschen mit schweren und längerfristigen psychischen Erkrankungen anzuwenden, war zumindest in Deutschland bisher nicht etabliert. Genau darum aber sollte es im Atriumhaus gehen. Im Rahmen einer neuen sozialpsychiatrischen Vision sollte die Ausweitung des Krisenbegriffes über psychosozial bedingte Stresssituationen hinaus auch für Menschen mit psychiatrischen Erkrankungen eine neue Sichtweise und neue Behandlungsmöglichkeiten eröffnen.

Wir wollten den Leitgedanken „Krise als Chance" aufgreifen und uns bei unserer Behandlungsphilosophie lösen vom herkömmlichen, defizitorientierten Krankheitsmodell, das die Patientin in der Rolle der Erduldenden belässt, die „behandelt" wird.

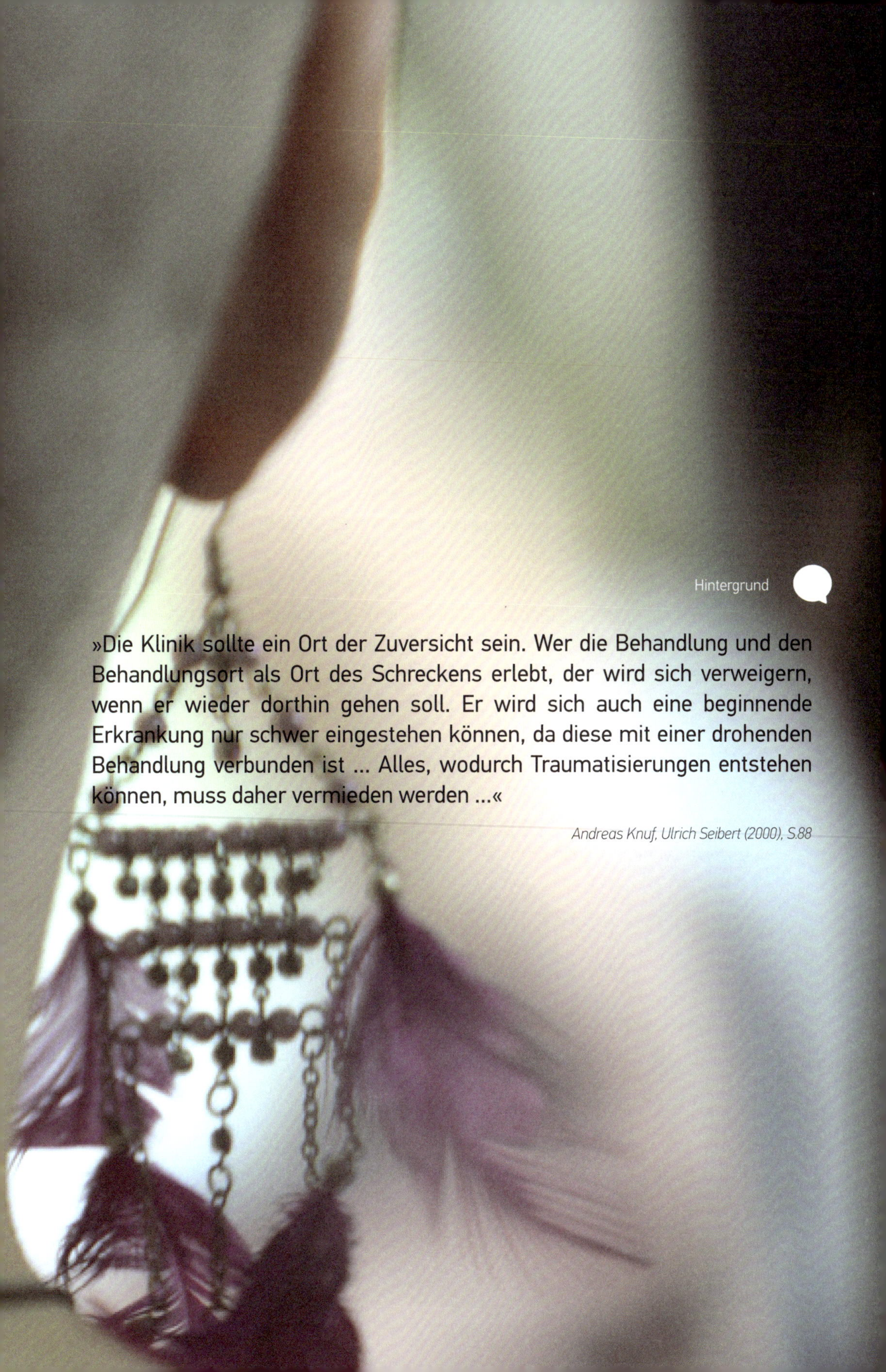

»Die Klinik sollte ein Ort der Zuversicht sein. Wer die Behandlung und den Behandlungsort als Ort des Schreckens erlebt, der wird sich verweigern, wenn er wieder dorthin gehen soll. Er wird sich auch eine beginnende Erkrankung nur schwer eingestehen können, da diese mit einer drohenden Behandlung verbunden ist ... Alles, wodurch Traumatisierungen entstehen können, muss daher vermieden werden ...«

Andreas Knuf, Ulrich Seibert (2000), S.88

KRISEN GEHÖREN ZUM LEBEN

Was verändert sich, wenn Symptome, also Anzeichen einer Störung des seelischen Gleichgewichtes, als Ausdruck einer persönlichen Krise betrachtet und nicht auf eine Erkrankung reduziert werden?

Krisen kommen in allen Bereichen des Lebens vor. Diese, jedem Menschen vertraute Erkenntnis vermittelt trotz der Benennung eines Ausnahmezustandes etwas von Normalität. Was nämlich überall vorkommt, also verbreitet ist, das gehört irgendwie dazu, stempelt nicht ab, grenzt per se nicht aus. An dem Charakter des Bedrohlichen, der jeder Krise anhaftet, ändert das aber nichts.

Krisen, egal in welchem Bereich des Lebens, sind immer kritische Höhepunkte eines problematischen Geschehens. Sie treten auf, wenn das Missverhältnis zwischen Spannungen und Belastungen einerseits, Lösungs- und Bewältigungsmöglichkeiten andererseits einen Gipfel erreicht hat, an dem „nichts mehr geht". Das bisherige Repertoire zur Lösung eines Konfliktes oder Spannungsverhältnisses ist erschöpft und greift nicht mehr. Ein Ausnahmezustand ist eingetreten. An Stelle überlegten, erprobten, reifen Handelns treten Aktionen und Reaktionen, die aus dem Rahmen des Gewohnten fallen und häufig mit schädigendem Verhalten einhergehen.

So wie es im familiären, gesellschaftlichen, politischen Leben Krisen gibt, gibt es solche auch im Leben jedes einzelnen Menschen. Es handelt sich um zeitlich begrenzte Zustände, von denen grundsätzlich alle Menschen im Laufe ihres Lebens mehr oder weniger häufig und stark betroffen sind.

WAS IST DAS GEMEINSAME AN KRISEN?

Erzählung

THEORIE

Frau M. und ihr Mann haben sich getrennt. Zu groß schienen die Gegensätze, zu zahlreich die Konflikte, die Liebe der beiden hat dem nicht standgehalten. Zu ihrer eigenen Bestürzung gelingt es Frau M. entgegen ihrer eigenen Erwartung nicht, diese Zäsur als Chance zu begreifen; sie erlebt sich als verstört und entwurzelt, schafft den Umzug und die gleichzeitig zu bewältigende Arbeit nicht mehr, gerät innerhalb weniger Wochen in eine Abwärtsspirale aus Kummer, Selbstvorwürfen, sozialem Rückzug und schließlich Lebensüberdruss.

Alle Krisen haben gemeinsame Merkmale. Das Erkennen dieser Merkmale hilft dabei, das im Einzelfall oft chaotisch und unüberschaubar wirkende Geschehen zu erfassen und zu beschreiben.

Krisen ist grundsätzlich gemeinsam, dass sie ein dynamisches Geschehen sind, welches beeinflussbar ist, also kein unwiderrufliches Schicksal darstellt. Auch erstrecken sich Krisen in der Regel über einen überschaubaren, absehbaren Zeitraum, haben also einen Anfang und ein Ende. Und meist liegt einer Krise ein mehr oder weniger klar benennbarer Auslöser zu Grunde. Dieser besteht oft in einem als unangenehm erlebtem Ereignis oder auch in einer länger anhaltenden schwierigen Entwicklung, welche zu einem Gefühl von Überforderung führt. Die dann eintretende Dynamik ist bei den meisten Krisen ähnlich: Bekannte Bewältigungsmechanismen werden versucht, misslingen aber, mit der Folge einer weiteren Steigerung von Unbehagen und Stress. Schließlich kommt es zu einem Gefühl des vollständigen Versagens gegenüber der Belastung. Symptome unterschiedlicher körperlicher oder seelischer Art und veränderte Verhaltensweisen treten auf; der berühmte „Nervenzusammenbruch“ kann der Höhepunkt einer Krise sein. Gelingt es – durchaus auch mit therapeutischer Unterstützung - nach diesem Höhepunkt der Krise, wieder zu Kräften zu finden, sich zu erholen, Hilfe zu mobilisieren und Lösungen zu erarbeiten, klingt die Krisensymptomatik meist in einem überschaubaren Zeitraum ab. Die Krise hat ein Ende, der Betroffene findet zu einem mehr oder weniger stabilen seelischen Gleichgewicht zurück. Wird hingegen die Krise nicht bewältigt, kann das dazu führen, dass sich eine Symptomatik „festfährt“ und im Sinne einer „Abwärtsspirale“ weitere Ressourcen verloren gehen. Eine seelische Erkrankung kann die Folge sein.

WAS LÖST SEELISCHE KRISEN AUS?

Seelische Krisen treten immer dann auf, wenn die Belastungen größer sind als die Möglichkeiten, diese zu bewältigen. Sind die Belastungen entsprechend heftig und massiv, können Krisen bei jedem Menschen in jeder Lebensphase auftreten.

Allerdings sind bestimmte Phasen im Laufe eines Lebens für Krisen anfälliger als andere; häufig sind das Umbruchphasen. Beispiele sind die Pubertät, der Eintritt in das Erwachsenenalter, Familiengründung, Geburt des ersten Kindes, die persönliche Neufindung am Ende der Berufszeit. Krisen treten in diesen Lebensphasen häufig, aber keineswegs bei jedem Menschen auf, abhängig von Persönlichkeit, individueller Entwicklung und Lebenssituation.

Unabhängig vom Lebensalter gibt es besondere Ereignisse, die dazu prädestiniert sind, Krisen auszulösen. Tragische Ereignisse und schwere persönliche Traumata unterschiedlicher Art, Verluste, sei es der Verlust eines nahestehenden Menschen, sei es der Verlust von Gesundheit, sei es der Verlust von Arbeit, sind hier zu nennen. Auch Zeiten starker Veränderung, z.B. in wichtigen Beziehungen, oder auch Zeiten von anhaltendem Stress, sei es in Familie oder Partnerschaft, Beruf oder auch in Bezug auf die eigene Gesundheit, sind besonders krisenanfällig.

Was die generelle „Anfälligkeit" eines Menschen für Krisen anbelangt, gibt es große, in der Lebensgeschichte und in der Persönlichkeit des Einzelnen liegende Unterschiede. Manche Menschen sind widerstandsfähiger gegenüber Widrigkeiten, Aufregungen, Kummer und Schmerz, andere hingegen sind dünnhäutiger, verletzlicher und somit störanfälliger, sie geraten leichter in eine Krise.

Bei den Entstehungsbedingungen für eine Krise stehen also auf der einen Seite die äußeren belastenden Umstände, auf der anderen Seite der von den Ereignissen betroffene Mensch.

KRISE UND SEELISCHE ERKRANKUNG

Was bedeutet dies nun für Menschen mit längerdauernden oder immer wieder auftretenden schweren psychischen Erkrankungen wie Psychosen, affektiven

Erkrankungen, Depressionen? Wie passt das Konzept der seelischen Krise zur Erfahrung einer seelischen Erkrankung?

Wissen und Erfahrung lehren uns, dass sich auch Menschen mit Psychosen oder affektiven Störungen in den meisten und längsten Zeiten in einem mehr oder weniger ausgeglichenen seelischen Zustand befinden. Ihr Funktions- und Aktivitätsniveau mag zwar gegenüber dem von seelisch gesunden Menschen reduziert sein, nichtsdestotrotz: die Wogen schlagen nicht ständig hoch. Allerdings braucht es bei Menschen mit psychiatrischen Erkrankungen nicht viel, um das relative seelische Gleichgewicht zu stören, und schon kleinere Anlässe können zu Zuspitzungen, Zustandsverschlechterungen, Exazerbationen von Krankheitssymptomen führen.

Aus diesem Grund sind manche Menschen, z.B. Menschen, die schizophrene Episoden erlebt haben, sehr auf einen regelmäßigen, vertrauten Alltag angewiesen. Schon kleine Veränderungen der Routine, wie beispielsweise anstehende Renovierungsarbeiten in der Wohnung mit der damit einhergehenden vorübergehenden Unordnung, können den Betroffenen schwer beunruhigen und aus dem Takt bringen; bekannte psychotische Symptome können wieder auftreten.

Dass die Krisensymptome sich in solchen Fällen auf dem Boden einer psychiatrischen Erkrankung entwickeln, spielt für das Verständnis der Krise selbst und die Herangehensweise in der Krisenintervention keine Rolle. Das Konzept, Zustandsverschlechterungen von Menschen mit psychiatrischen Erkrankungen auch als Krisen zu verstehen und zu behandeln, setzt hier an. Und die mittlerweile langjährigen Erfahrungen im Atriumhaus zeigen, dass die Behandlung einer psychiatrischen Erkrankung ohne gebührende Beachtung der die akute Krise auslösenden Bedingungen unvollständig ist. Außerdem zeigen sie, dass es oft jenseits aller symptomorientierten Maßnahmen grundlegend hilft, die aktuelle Problemkonstellation zu bearbeiten, um die Erkrankung als solche wieder in den Griff zu bekommen.

Auf diesem grundsätzlich nicht neuen, in der Behandlungspraxis aber bis dahin wenig berücksichtigten Erkenntnishintergrund sollte das Konzept von Krise und Krisenbehandlung auch auf Menschen mit schweren seelischen Erkrankungen Anwendung finden.

Das Atriumhaus sollte also für Menschen mit jeder Art von seelischer Krise da sein; nicht nur Menschen in Lebenskrisen, sondern auch für Menschen, die aufgrund der Diagnosen Schizophrenie, affektive Psychose oder Persönlichkeitsstörung früher für Jahre, später dann als sogenannte Drehtürpatienten immer wieder in psychiatrischen Krankenhäusern hospitalisiert wurden.

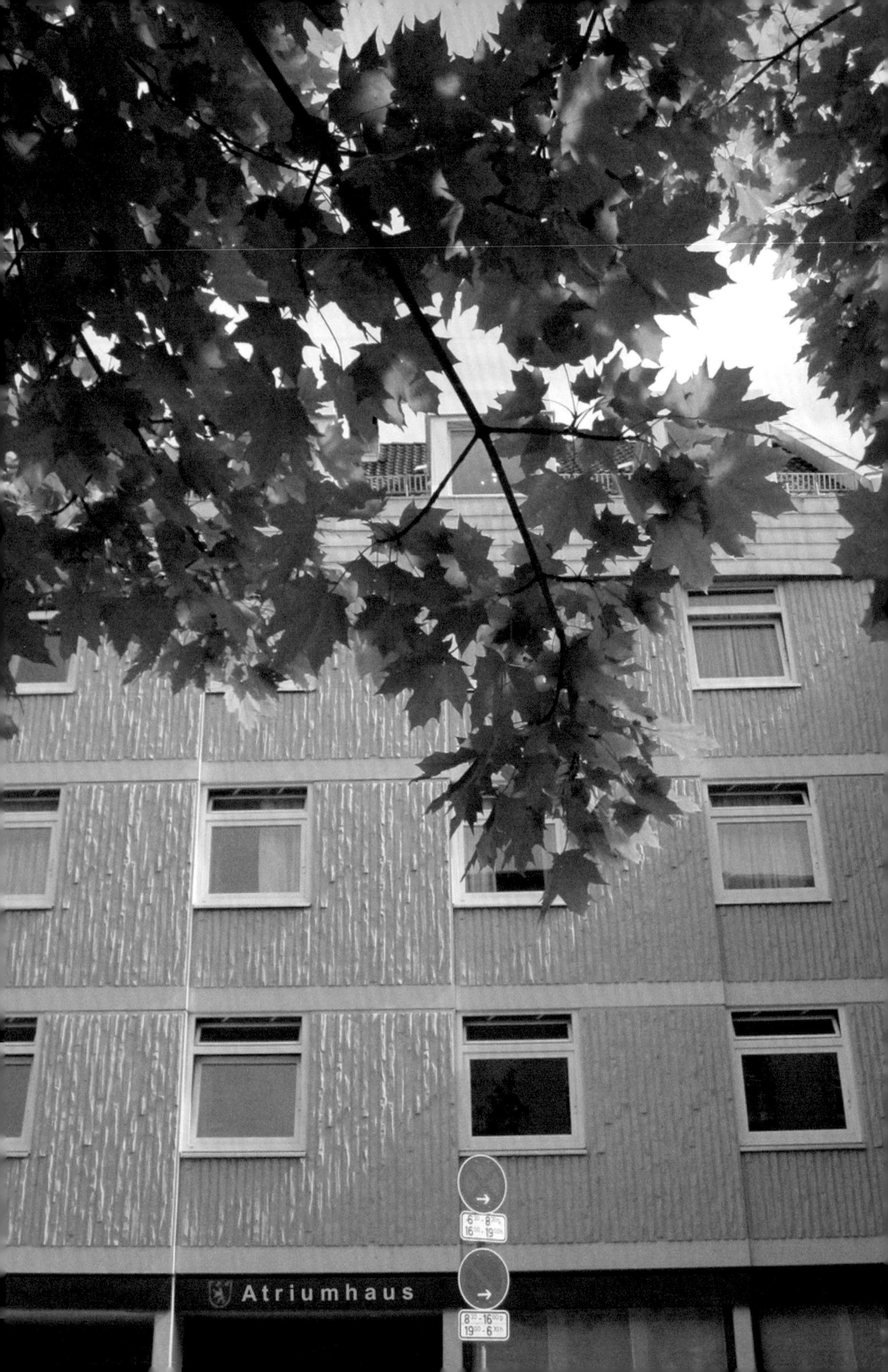
Atriumhaus

»Hier könnte die Perspektive, dass jemand eine Krise sinnvoll zu nutzen lernt, wichtiger werden als die medizinische Krankheitsperspektive.«

Klaus Dörner (2004), S. 21

Stimme

»jederzeit

Ich stelle mir das Atrium Haus gerne wie eine stille Gruppe hilfreicher Menschen vor, die hinter mir stehen, beschützend, motivierend, die an mich glauben und nur Gutes für mich wollen, aber nur eingreifen, wenn ich das will.

Ich weiß, ich kann mich jederzeit an Sie wenden, und allein das Wissen beruhigt mich in schwierigen Situationen immer öfter schon so sehr, dass ich gar nicht mehr anrufen muss. Neulich hat mein Bezugspfleger Herr Z. bei einem unserer regelmäßigen Termine, an dem es mir nicht so gut ging, gesagt: ›ich glaube fest daran, dass Sie einen Weg in ein Leben finden, das für Sie passt und sie erfüllt, und die Zeiten, wo gar nichts geht, stehen wir gemeinsam durch!‹

So in etwa, sinngemäß. Ich musste vor Rührung echt heulen.«

Kerstin, von der Seele schreiben, Schreibwerkstatt Atriumhaus 2014

KRISE ALS CHANCE

Kennzeichnend für alle psychischen Krisen ist also, dass die üblichen Konfliktlösungs- und Bewältigungsmechanismen versagen. In solchen Situationen der Auflösung einer bisherigen Ordnung und der Desorientierung, wenn also das Gewohnte misslingt und der bislang eingeschlagene Kurs nicht weiterführt, liegen Gefahren und Chancen. Menschen in Krisensituationen sind verunsichert, oft verängstigt und verzweifelt, sie haben ihren festen Stand verloren. Manche erstarren, fühlen sich ohnmächtig, depressiv, panisch, vermeiden jede weitere Veränderung, ziehen sich zurück. Eine Gefahr liegt in dieser Situation darin, dass manche Menschen jetzt „nach jedem Strohhalm" als vermeintlichem Rettungsanker greifen und so in hohem Maße beeinflussbar sind durch alle möglichen, mitunter fragwürdigen „Hilfsangebote". Eine andere Gefahr ist, dass sich auf der Suche nach einer neuen Sicherheit krisenbedingte Denk- und Verhaltensmuster verfestigen, und dass es sich dabei um Verhaltensweisen handeln kann, die zwar kurzfristig entlastend, auf Dauer aber wenig konstruktiv sind und eher weiter in Verwirrung, letztlich auch Krankheit hineinführen, wie z.B. Alkohol- oder Drogengebrauch, selbstverletzendes Verhalten, ungewohnt heftige Gefühlsausbrüche. Auch dass manche Menschen in der Instabilität der Krise impulsive, wenig durchdachte, dabei unter Umständen weitreichende Lebensentscheidungen treffen, kann eine Gefahr sein.

Andererseits trägt jede Krise fast immer auch eine Chance in sich: wenn ein eingespieltes, durchaus auch eingefahrenes, verfestigtes Verhaltensrepertoire aus den Fugen geraten ist, birgt dies auch die Möglichkeit zur Neuorientierung und zur Mobilisierung bisher ungenutzter oder neu zu erwerbender Kräfte. Eine bisher nicht bedachte Richtung kann eingeschlagen werden und es ist möglich, brachliegende Kenntnisse, Fähigkeiten, Ideen als sogenannte Ressourcen zu mobilisieren und zur Überwindung der Krise einzusetzen, was einen Neustart erleichtern kann.

Dieses Wissen wird in der Krisenintervention systematisch genutzt.

Die besondere Verantwortung der Therapeutin liegt darin, dem Patienten unterscheiden zu helfen zwischen konstruktiven, aus der Krise herausführenden Strategien und destruktiven, die mit der Gefahr verbunden sind, dass aus der Krise eine Krankheit wird.

DAS CHINESISCHE ZEICHEN FÜR KRISE

危	機
Gefahr	*Chance*

SELBSTHILFEORIENTIERTE GESUNDHEITSKONZEPTE BAHNEN DEN WEG ZUR KRISENHILFE

Der Denkansatz der Selbsthilfe möchte dazu befähigen und ermutigen, mit eigenen Mitteln und Kräften aktiv an der eigenen Gesundung zu arbeiten. Selbsthilfeorientierte Konzepte von Gesundheit beschreiben die persönlichen Ressourcen und beschäftigen sich mit der Frage, wie diese gefördert werden können und wie es überhaupt zu einem seelischen Wachstum von innen heraus kommt.

SEELISCHE WIDERSTANDSFÄHIGKEIT ERLEICHTERT DIE BEWÄLTIGUNG VON KRISEN – RESILIENZ

Grundsätzlich lässt sich viel lernen von Menschen, die fähig sind Krisen gut zu überstehen. Diese Fähigkeit hat viel mit Resilienz zu tun; ein Begriff, der in etwa seelische Widerstandsfähigkeit bedeutet. Seelische Widerstandfähigkeit beinhaltet vor allem, dass Menschen sich Veränderungen und neuen Anforderungen flexibel und grundsätzlich optimistisch anpassen können, was auch die Bewältigung von Krisen erleichtert.

Der Begriff, ursprünglich aus der Materialkunde entlehnt („resilience" = Spannkraft, Elastizität), wurde von Forschern wie Emmy Werner (1989) entwickelt, die ab den 60er Jahren in einer Langzeitstudie erforschte, ob und wie sich Kinder in Abhängigkeit von den Lebensumständen, in denen sie aufwachsen, später zu gesunden oder beeinträchtigten Erwachsenen entwickeln. Sie stellte fest, dass es Kinder gibt, die trotz einer äußerst schwierigen oder sogar traumatischen Kindheit zu sozial und emotional flexiblen, gesunden Erwachsenen heranwachsen. Diese Kinder – so beobachtete sie – verfügen über ein inneres Anpassungs- und Bewältigungsvermögen, das ihnen durch Krisen und schwere Zeiten hindurchhilft. Über die Wurzeln für die Entwicklung von Resilienz wurde seither viel nachgedacht und geforscht. Zum Teil – so viel ist bekannt – liegen sie in der Person des Menschen, zum Teil in Einflüssen aus seiner Lebensumwelt. Positive Vorbilder und Beziehungen, in jungen Jahren auch außerhalb der Kernfamilie, aber auch die Fähigkeit diese zu erkennen und sich ihnen aktiv zu nähern, spielen dabei eine Rolle. Resiliente Menschen haben Vertrauen in die eigene Selbstwirksamkeit entwickelt und gleichzeitig eine realistische Sichtweise ihrer eigenen Grenzen. Eine vielleicht überraschende Erkenntnis ist, dass es nicht immer die auf den ersten Blick „Starken" sind, die schwere Zeiten in ihrem Leben konstruktiv bewältigen. Wichtiger scheint zu sein, dass und wie Menschen auch in schwierigen Zeiten das Gefühl behalten, aktiv Einfluss auf ihre Lebensgestaltung nehmen zu können.

DAS LEBEN IST VERSTEHBAR, BEEINFLUSSBAR UND HAT EINEN SINN – SALUTOGENESE

Im Blick auf das „halb volle", und nicht auf das „halb leere" Glas einer Lebensgeschichte, trifft sich der Resilienzbegriff mit dem der Salutogenese. Mit diesem Konzept wandte sich die Sozialforschung ab vom defizitzentrierten Denken und begann sich zu fragen, was Menschen gesund erhält, anstatt was sie krank macht. Wegweisend war dabei der Soziologe Aaron Antonovsky (1987), welcher Überlebende des Holocaust befragte und feststellte, dass diejenigen, die das Grauen überlebt hatten ohne psychisch zu zerbrechen, in der Lage waren, die Welt in einer spezifischen Weise zu deuten, nämlich als prinzipiell verstehbar, durch eigenes Handeln beeinflussbar und mit Sinnhaftigkeit ausgestattet. Diese besondere Sicht auf die Wirklichkeit bezeichnete Antonovsky als Kohärenzsinn. Die Erkenntnis, die sich daraus ziehen lässt: Wenn wir uns nicht als ohnmächtigen Spielball des Schicksals empfinden, sondern als handelnd gestaltende Person, kommen wir auch mit Krisen besser zurecht.

Zum kohärenten Wahrnehmen des eigenen Lebens kann man ermutigen; Resilienz kann man trainieren. Mittlerweile sind viele therapeutische und Lebenshilfe-Ansätze entwickelt worden, die sich auf die Erkenntnisse der Salutogenese und Resilienzforschung beziehen und sie nutzen; zum Zeitpunkt der Gründung des Atriumhauses waren diese Denkansätze noch neu und ungewohnt.

DAS HEFT SELBST IN DIE HAND NEHMEN – EMPOWERMENT

Moderne sozialpsychiatrische und anthropologische Konzepte betonen die Entwicklung genau dieser Stärken aus der Person selbst heraus: allen voran zu nennen ist hier das Empowerment, also die Ermutigung, wörtlich übersetzt die Ermächtigung des Menschen zum Finden seines eigenen Wegs. Dieser Begriff stammt aus der amerikanischen Gemeindepsychiatrie der 1960er bis -80er Jahre (Rappaport 1984) und ist eng verbunden mit den Bürgerrechtsbewegungen in den USA und den Anfängen der Selbsthilfebewegung. Bezogen auf therapeutische Hilfen in der Krise zielt das Konzept des Empowerments darauf ab, dass der Betroffene nach einer Phase der krisenbedingten Ohnmacht wieder fähig wird, über sich selbst zu bestimmen und die eigenen Kräfte neu zu mobilisieren. Bei dieser Selbst-Ermächtigung will die Krisenintervention unterstützen. Wichtig und gegenüber klassischen Behandlungskonzepten anders ist, dass der Krisentherapeut nicht besser weiß, was der Patientin „fehlt" und was sie braucht. Der Betroffene selbst „geht voraus" und wir, die Behandler trauen ihm dies zu. Immer wieder aufs Neue müssen wir, die Profis, uns diese von der klassischen paternalistischen Haltung, in der Ärztin oder Therapeut „verordnet", abweichende Haltung bewusst machen und mit unseren Patientinnen im Gespräch bleiben. Förderlich dazu ist insbesondere auch das Einbeziehen der Angehörigen im sogenannten „Trialog"[6], dem Austausch auf Augenhöhe zwischen Betroffenen, Angehörigen und Profis, der geprägt ist von einer wirklichen Offenheit und einem echtem Interesse an der Sichtweise und auch an den unterschiedlichen Einschätzungen der jeweils anderen.

[6] *Eine Kultur des Gesprächs und der Beteiligung aller, zuerst entwickelt Ende der 1980er Jahre im Rahmen der „Psychose-Seminare" von Dorothea Buck und Thomas Bock in Hamburg*

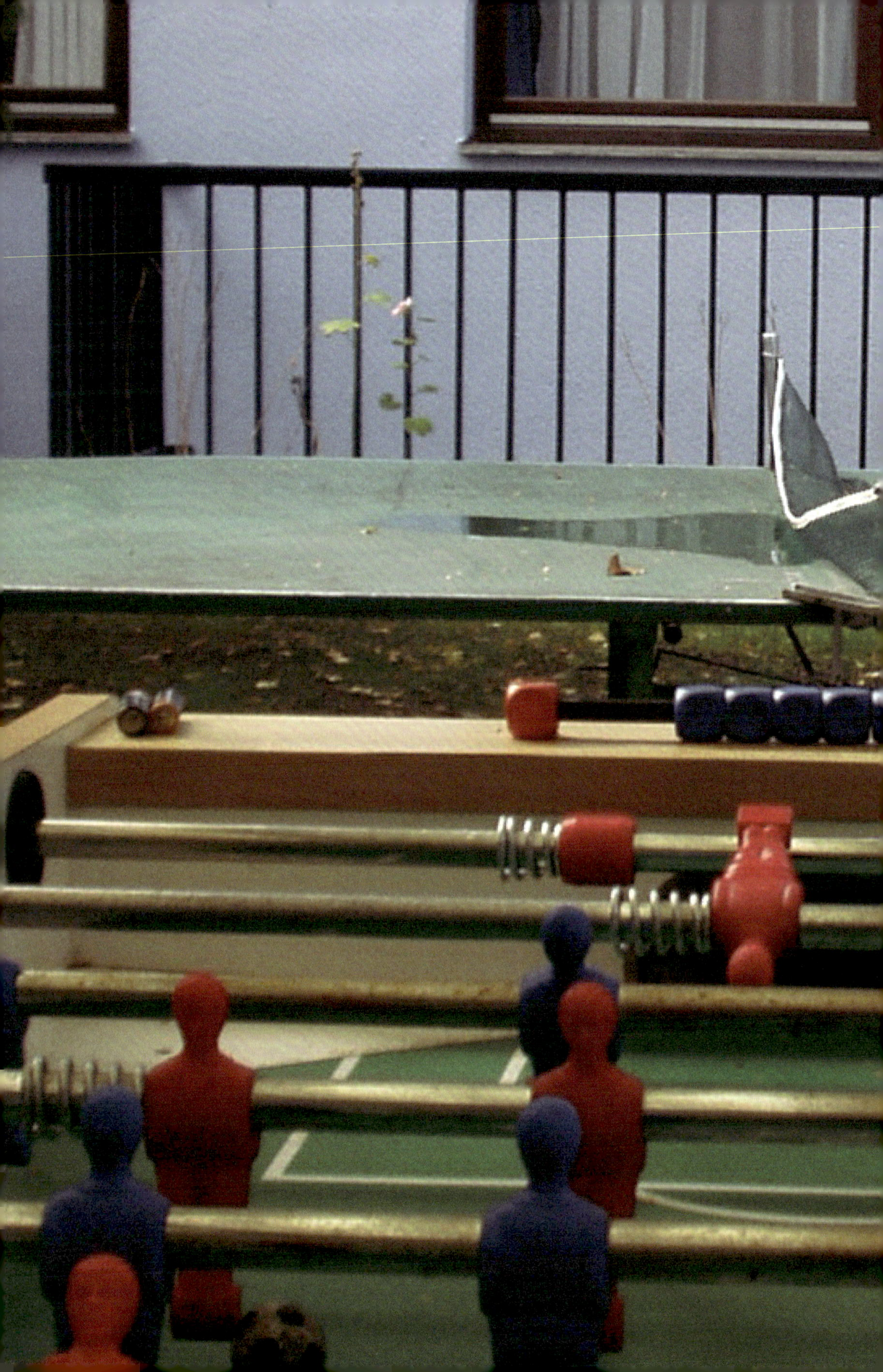

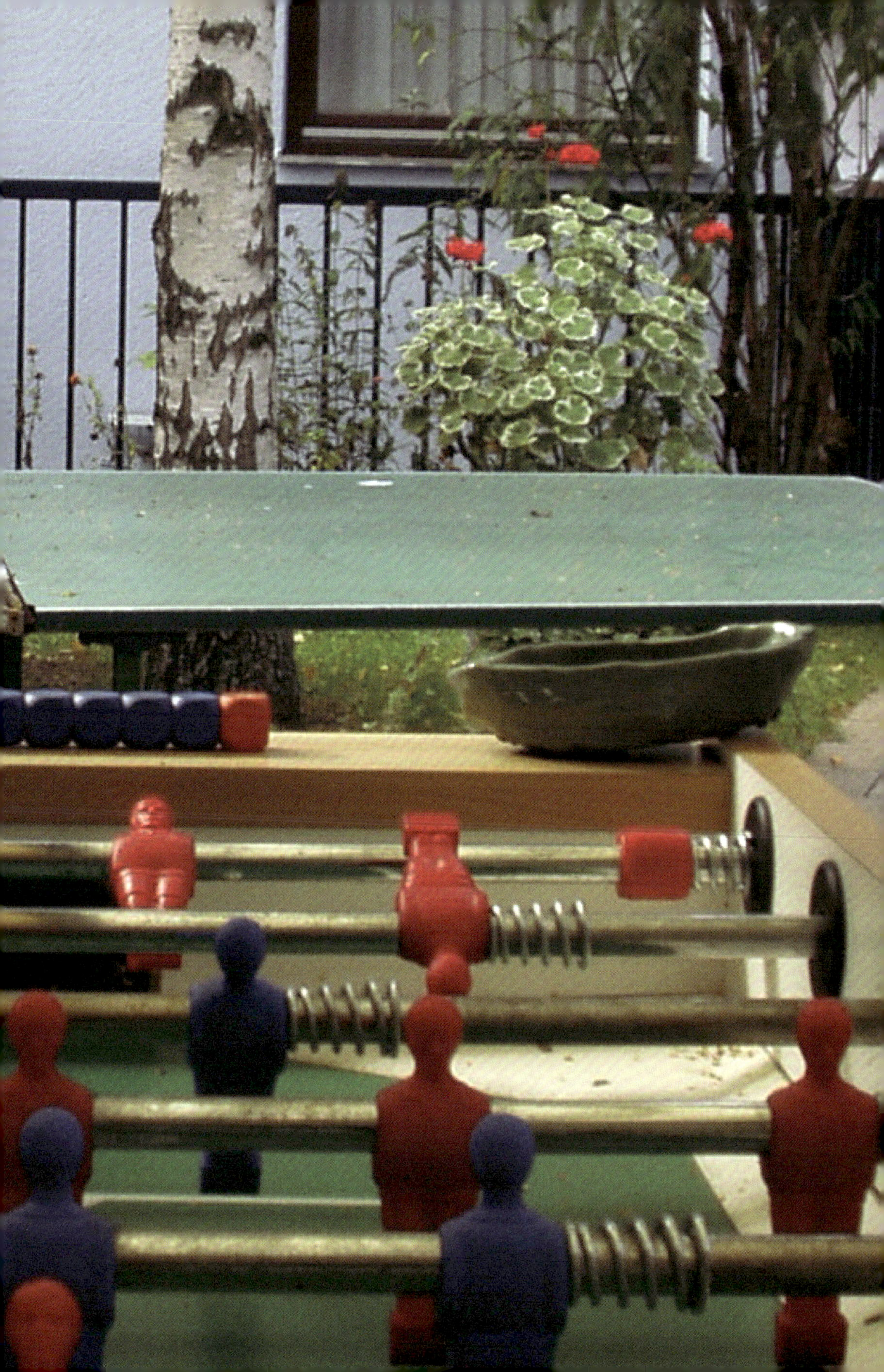

INDIVIDUELLE GESUNDUNGSPROZESSE STÄRKEN – RECOVERY

Relativ neu in unserem sozialpsychiatrischen Denken und Handeln ist das Konzept von Recovery (Amering und Schmolke 2012), das Menschen in ihrem ganz persönlichen Prozess der Genesung und Gesundung unterstützt. Auch dieses Konzept, welches seit etwa zwanzig Jahren Einzug in zunächst vor allem selbsthilfeorientierte Gesundungskonzepte gefunden hat, stammt ursprünglich aus den USA. Ähnlich wie beim Empowerment geht es hier darum, dass die Betroffene selbst ihren Weg in der Erkrankung, durch die Erkrankung, mit der Erkrankung findet. Psychiatrie kann dabei nur begleiten und unterstützen. Recovery fokussiert stark auf die eigenen heilenden Anteile der Person und vermittelt Hoffnung, indem es individuelle, durchaus auch eigenwillige Bewältigungsprozesse jenseits der klassischen defizitorientierten Behandlungspfade stärkt. Es geht darum, die eigene Lebens- und auch Krankheitsgeschichte im inneren Dialog sowie im Gespräch mit hilfreichen Anderen sinnvoll auf die eigenen Gefühle und Erlebnisse bezogen wahrzunehmen und zu sehen. Dann können auch Ideen entwickelt werden, wie die Krankheit als Teil des Lebens ins Selbstbild integriert und die eigene Zukunft in einer guten Weise gestaltet werden kann. Insbesondere für Menschen mit länger andauernden seelischen Erkrankungen wird Recovery so zu einem lebensbegleitenden Prozess.

THEORIE

Eine wichtige Rolle dabei, die Idee von Recovery in den psychiatrischen Praxisalltag hineinzutragen, spielen (derzeit psychisch stabile) Mitbetroffene, sogenannte Peers. Als „Ex-In-Genesungsbegleiter"[7] bringen sie den Behandlungsteams die Betroffenensichtweise nahe und vermitteln den Patientinnen Hoffnung auf eine unmittelbar zwischenmenschliche Weise, wie es Profis nicht können. Mit Peers in unterschiedlichen Rollen arbeitet das Atriumhaus in den letzten Jahren zunehmend zusammen. Die spannenden Erfahrungen erweitern das Verständnis der fließenden Übergänge zwischen krank und gesund und die Einfühlung in die Rolle und Sichtweisen des jeweils anderen enorm. Stigmatisierungen der „Patienten" als „krank" oder „behindert", als Außenseiter in einer Welt von „psychisch stabilen", „gesunden" Menschen, werden aufgeweicht.

[7] Ex-In bedeutet Experienced Involvement, es geht also um die Beteiligung Psychiatrieerfahrener in der Behandlung. Seit einigen Jahren gibt es Ausbildungen zum Ex-In-Genesungsbegleiter und immer mehr Kliniken richten Arbeitsplätze für Ex-In-Mitarbeiter ein.

WAS UNTERSCHEIDET KRISENINTERVENTION VON ANDEREN BEHANDLUNGSSTRATEGIEN?

Grundsätzlich versucht Krisenintervention dem Betroffenen zu helfen, das verlorengegangene innere Gleichgewicht wieder herzustellen durch die Bearbeitung bzw. Reduktion von Belastungen und die Stärkung von Ressourcen. Basierend auf den immer ähnlichen Phasen der Krise: Schock – (Krisen-)Reaktion, Bearbeitung, Neuorientierung (siehe z.B. Cullberg 1978), hat Jacobson (1974) Krisenintervention als strukturiertes, in sechs Stufen gegliedertes Vorgehen beschrieben, welches sich folgendermaßen umsetzen lässt:

Information

Sechs Stufen der Krisenintervention (nach Jacobson 1974):

1. Kontaktaufnahme
2. Problemanalyse
3. Problemdefinition
4. Zieldefinition
5. Problembearbeitung
6. Abschluss der Intervention

Zunächst bemühen sich Therapeut und Patientin gemeinsam, den Anlass für die Krise zu erkunden sowie mögliche auslösende Ereignisse, um sich dann auf eine gemeinsame Benennung und Beschreibung, also eine „Definition“ für die Krise zu verständigen. Nun werden Gefühle und Beziehungsgeflechte geordnet und benannt, und es wird gemeinsam versucht, dem Geschehen einen Stellenwert und einen Platz in der Lebenssituation und -geschichte zu geben. Im nächsten Schritt wird nach gewohnten und bewährten Bewältigungsstrategien für Problemsituationen geforscht und es wird versucht, diese zu stärken. Häufig ist es erforderlich, neue Strategien zu erarbeiten sowie Bezugspersonen und andere Quellen der Unterstützung einzubeziehen. Den Abschluss bildet eine gemeinsame Bilanz der Arbeit, aus der ein Blick in die Zukunft mit prophylaktischer Vorwegnahme möglicher erneuter Krisen und einem „Krisenplan“ für solche Situationen entwickelt wird.

THEORIE

KRISENTHERAPEUTEN SIND AKTIV – ABER NICHT DIREKTIV

Anders als in vielen herkömmlichen psychiatrischen Behandlungssettings nehmen Krisentherapeutinnen ihre Patienten als Partner in der Behandlung wahr und benennen dies auch ausdrücklich. Unvoreingenommen werden die persönlichen Vorstellungen und eigenen Ideen der Betroffenen zum Überwinden der Krise, so zaghaft und auf den ersten Blick auch unsinnig oder gar „verrückt" sie auch sein mögen, als Ausdruck persönlicher Identität und Kompetenz gewürdigt, wertgeschätzt und genutzt. Dazu muss der Krisentherapeut gelernt haben, eigene Wertmaßstäbe in der Beurteilung hintanzustellen. Unabhängig von der therapeutischen Ausrichtung soll er ein aufrichtig interessierter, authentischer Gesprächspartner und ein (aus)haltendes, behutsam spiegelndes, fürsorgliches Gegenüber sein. Klar und erkennbar nimmt er eine aktive, stützende, strukturierende Rolle ein. Er hilft dabei, die oft aus dem Ruder geratenen Gedanken zu fokussieren, Wünsche herauszuarbeiten, Pläne zu entwickeln. Aufmerksam begleitet er alle Schritte, koordiniert mögliche Hilfsangebote, ergänzende Gespräche, weiterführende Maßnahmen. Gegenüber den Beteiligten im Beziehungssystem des Betroffenen – Angehörigen, Freunden, Mitbetroffenen - nimmt er eine wertschätzende, allparteiliche Haltung ein. Sieht er Gefährdungsmomente oder unvereinbare Aufträge, benennt er diese und bezieht Stellung. Immer werden Lösungen gemeinsam auf ihre Tauglichkeit und Tragfähigkeit im Hier und Jetzt überprüft. Trotz dieser aktiven Rolle ist eine Krisentherapeutin nicht direktiv: Behandlungsvorschläge werden niemals nur auf Grundlage einer fachlichen Expertise angeordnet, sondern mit dem Betroffenen gemeinsam ausgelotet und entwickelt. Diese Haltung gründet nicht zuletzt in der Annahme, dass eine Behandlung nur dann wirkt, wenn sie in das persönliche Wertesystem und das persönliche Gesundheits- und Krankheitsverständnis des Betroffenen passt, wenn er ihren Sinn versteht und sie nachvollziehen kann.

KRISENTHERAPEUTINNEN FOKUSSIEREN AUF DAS KRISENGESCHEHEN

Ein wesentliches Element der Krisenintervention ist die Fokussierung, d.h. die Eingrenzung der therapeutischen Arbeit auf einen umgrenzten Problembereich, der sich auf die aktuelle Krise bezieht. So wie Krisen zeitlich umschriebene Ereignisse sind, wird auch Krisenbehandlung grundsätzlich als zeitlich umschriebene Hilfe gestaltet. Das therapeutische Geschehen hat den aktuellen Konflikt und dessen krisenhafte Zuspitzung im Blick - im Fokus heißt es im Fachjargon der Krisenhilfe.

Gemeinsam wird nach den Auslösern und Hintergründen der aktuellen Krisenentwicklung, genauso aber nach Ressourcen und Unterstützungsmöglichkeiten gesucht: Waren Belastungen und Auslöser so gravierend, dass alle gewohnten Bewältigungsressourcen letztlich versagen mussten? Wurden Zeichen einer sich anbahnenden Krise als solche wahrgenommen, sei es vom Betroffenen selbst oder seinem Umfeld? Wurde die am Ende zur Krise führende Belastung vom Betroffenen und seinem Umfeld als solche erkannt und „gewürdigt" oder wurde sie ignoriert? Haben Bewältigungsversuche stattgefunden und haben sie versagt, oder waren die vorhandenen Kräfte schon zu Beginn der Krise weitestgehend erschöpft? Hat äußere Unterstützung gefehlt? Gibt es Vorbelastungen, die die Ressourcen von vornherein geschwächt haben?

Im Rahmen dieser gemeinsamen Nachforschungen findet auch ein Sortieren und Hierarchisieren von Themen in dringliche, in unmittelbarem Zusammenhang mit der Krise stehende, und längerfristige statt. Kaum jemand bringt „nur" seine Krise mit – das zeigt sich in fast jeder Krisenintervention. Häufig offenbaren sich in der Krisenintervention Muster von Erleben und Verhalten, die immer wieder auftreten und in ähnlichen Krisen münden oder zumindest diese Gefahr in sich tragen. In der Krisensituation selbst wird, um die Aufmerksamkeit für die akuten krisenrelevanten Prozesse nicht aus dem Auge zu verlieren, bewusst davon Abstand genommen, in solche weiterführenden Themen und emotionalen Muster einzusteigen, so wie dies in „klassischen" Psychotherapien sinnvoll und üblich ist.

Zu jedem Zeitpunkt hat die Krisentherapeutin die Verantwortung, auf die Grenze zwischen der Krisenintervention und weiterführender Therapie zu achten, da hier andere therapeutische Interaktionsformen genutzt werden und eine andere Art therapeutischer Beziehung entwickelt werden muss. Bei Bedarf empfiehlt es sich dann allerdings, nach der Krisenintervention, zu einem Zeitpunkt, zu dem der Betroffene wieder über die seelischen Ressourcen verfügt, in einen längerfristigen therapeutischen Kontext zu wechseln, in dem diese Muster dann also bearbeitet werden können.

KRISENTHERAPEUTEN STÄRKEN DIE EIGENRESSOURCEN DER PATIENTIN

Therapeutische Strategien in der Krisenintervention zielen darauf ab, beim Betroffenen das Vertrauen zu stärken, Krisen mit eigener Kraft und in gutem Kontakt mit anderen Menschen zu bewältigen und einen eigenen Weg aus der Krise zu finden. Auch wenn in der Krise das Gefühl von Überwältigung und Hilflosigkeit meist groß ist, sollen Betroffene und Angehörige nicht beim passiven Entgegennehmen von „Verordnungen" stehenbleiben. Im Gegenteil: die Krisentherapeutin lädt sie ein, sich zu beteiligen, sich einzumischen, sich bewusst zu werden, dass sie Experten ihrer eigenen Möglichkeiten und Bedürfnisse sind. Dass Krisen bewältigbar sind, dass sie prozesshaften Gesetzmäßigkeiten unterliegen, die man verstehen kann, dass sie einen Anfang und ein Ende haben, diese Überzeugung und die daraus resultierende „stellvertretende Hoffnung" bringen Krisentherapeuten ganz explizit in die Behandlung ein.

Information

Exkurs: Krise & Psychose

Eine Sichtweise, die im Hilfesuchenden einen Menschen wahrnimmt, der auf Grund bestimmter Belastungen in eine seelische Krise geraten ist, reduziert den Betroffenen nicht auf einen „Kranken". Dies geschieht auch dann nicht, wenn es sich beispielsweise um einen Menschen mit einer Psychose handelt. Menschen, die an Psychosen erkranken, haben Probleme mit der Konzentration, mit der Unterscheidung von Realität und innerem Erleben, mit der Wahrnehmung sozialer Botschaften und Interaktionen. Sie erleben Sinneswahrnehmungen, die nicht in der Realität verankert sind, hören z.B. bekannte oder auch fremde Stimmen, die ihr Handeln kommentieren oder ihnen Befehle erteilen; sie „missdeuten" Beobachtungen im sozialen Raum, vermuten z.B. hinter zufälligen Ereignissen ein absichtsvolles, gegen sie gerichtetes Geschehen; sie erleben Störungen der Wortfindung und des Sprachverständnisses, leiden unter Schlafstörungen, Konzentrations- und Gedächtnisproblemen. Die Folge sind Verwirrung, Angst, Erschöpfung, auch Misstrauen, sozialer Rückzug, Leistungsminderung, Probleme mit der Alltagsorganisation. Psychosen verstehen wir heute als Erkrankungen des Gehirns, die mit charakteristischen, oft äußerst quälenden und die Lebensführung beeinträchtigenden Veränderungen des Denkens und Fühlens und in der Folge davon des Verhaltens einhergehen; gleichzeitig sehen wir gerade in der Psychose, in der Abweichung von einem „Normalzustand", zutiefst menschliches Erleben in allen seinen Ausdrucksformen.

Menschen, die zu Psychosen neigen, weisen oft eine besondere seelische Verletzlichkeit auf, was zur Folge hat, dass sie bereits durch scheinbar kleine Veränderungen im Alltag aus ihrem seelischen inneren Gleichgewicht geraten können. Dies kann eine Zuspitzung oder ein erneutes Aufflammen einer psychotischen Symptomatik auslösen. Dieses Aufflammen als Reaktion in einer Krise zu verstehen und nicht lediglich als erneuten „Schub" der Erkrankung ohne Sinn und Bezug zur Person und deren Geschichte und Lebensalltag, nimmt den Symptomen das Schicksalhafte und Schwere. Symptome werden in einen Kontext gestellt, ihre Botschaft und ihre Bedeutung im Erleben des Betroffenen und seiner Begegnung mit anderen Menschen erfragt.

Psychosen, die Menschen als wiederkehrende Erkrankung durch ganze Lebensphasen oder sogar das Leben hindurch begleiten, treten bei einem ziemlich stabilen Prozentsatz aller Menschen in allen Gesellschaften auf, was nahelegt, dass bestimmte Menschen von vornherein anders als andere befähigt sind zu psychotischem Erleben, durch welche komplex zusammenwirkenden Faktoren dies im Einzelfall bedingt sein mag. Psychosen können einmalig oder immer wieder auftreten. Aber auch noch nach langen Jahren des Lebens mit einer Psychose kann ein Mensch von einer Psychoseerkrankung gesunden. Gleichzeitig können prinzipiell alle Menschen unter Einwirkung von bestimmten Arten von Stress und Trauma psychotische Symptome entwickeln; psychotisches Erleben kann der vorübergehende Ausdruck einer Krise sein.

DIE KRISE LEGT STRUKTUR UND ABLÄUFE DES ATRIUMHAUSES FEST

Bei allen organisatorischen und strukturellen Aspekten, die wir für das Atriumhaus zunehmend konkreter zu planen hatten – der Begriff „Krise" bildete immer den Schlüssel.

Wird nämlich der Begriff Krise zum Dreh- und Angelpunkt für das Programm einer psychiatrischen Einrichtung, hat das rundum Auswirkungen: auf Öffnungszeiten und Personalausstattung, auf Diensteinsatz und Behandlungssettings, auf das Erscheinungsbild des Hauses und das Rollenverständnis der Mitarbeiter. Und auch das für den Betroffenen oft unüberschaubar erscheinende Geschehen psychiatrischer Aufnahme- und Behandlungssituationen lässt sich mit Hilfe der Idee „Krise und Krisenhilfe" in aller Regel transparent und verstehbar beschreiben und strukturieren: Krisen haben einen Anfang, einen Höhepunkt, ein Ende.

Stimme

»Wenig am Atriumhaus erinnert an eine Klinik, an eine psychiatrische Institution so wie die meisten Menschen sie sich vorstellen. Diese andere Art von Ort, Raum und Raumgestalt wirkt anders und ermöglicht andere Formen von Begegnung. Normaler, zwischenmenschlicher, partnerschaftlicher. Die Asymmetrie zwischen Profis und Patientinnen passt hier nicht. Unser Angebot an die, die bei uns Hilfe suchen, setzt auf Beteiligung. Ein wenig Abkehr von den therapeutischen Konventionen wie wir sie gelernt haben. ›Verhandeln statt behandeln‹, der Dialog, das gemeinsame Suchen nach einem Weg aus der Krise, der die Wünsche, Ängste und Wertvorstellungen des Einzelnen ebenso berücksichtigt wie seine jeweiligen sozialen, familiären und kulturellen Besonderheiten…«

aus: 10 Jahre Atriumhaus, Ein Beitrag von MitarbeiterInnen (2004)

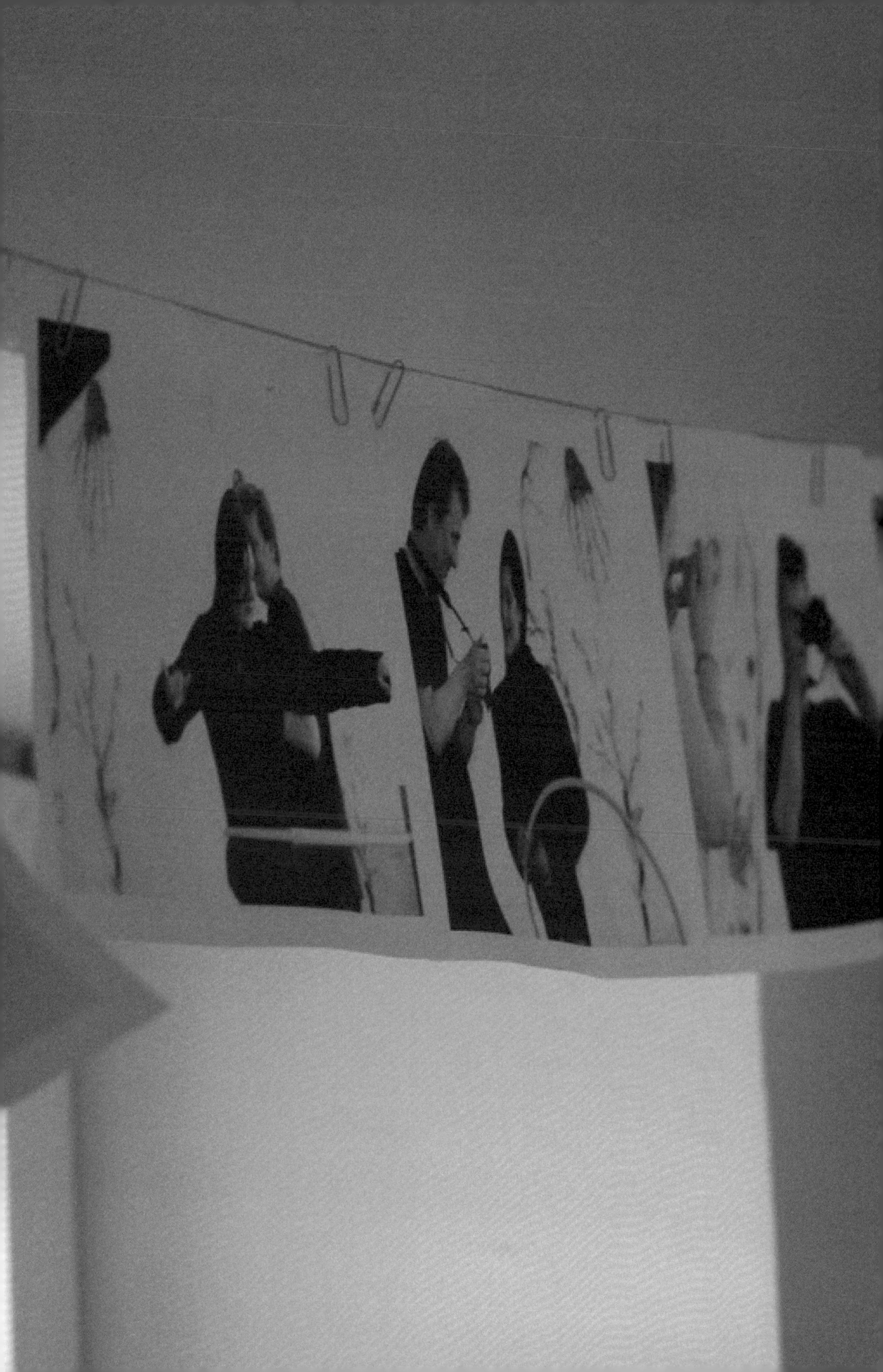

KRISEN KÖNNEN NICHT WARTEN

Krisen sind immer akut und werden als bedrohlich empfunden. Tritt in der Krise keine rechtzeitige Entlastung ein, können Verstörung und Ausweglosigkeit soweit führen, dass Suizidgedanken auftreten, dass Leben in Gefahr ist. Oder Krisen verfestigen sich in ungünstigen, möglicherweise sogar schädigenden Lösungsstrategien bzw. chronifizieren und werden zu Krankheiten - eine Entwicklung, die bei rechtzeitiger Hilfe nicht eintreten würde. Der andere Grund dafür, dass bei Krisen rasche Hilfe angezeigt ist, besteht darin, dass die Instabilität der seelischen Krise den Menschen empfänglich macht für neue Wege, also ein therapeutisch günstiger Zeitpunkt für Veränderungen ist, der nicht ungenutzt bleiben sollte.

Deshalb muss Hilfe in Krisen jederzeitig, sofort, niedrigschwellig und zuverlässig verfügbar sein: an 365 Tagen im Jahr, uhrzeitunabhängig, rund-um-die-Uhr. Da darf es keinen telefonischen Anrufbeantworter geben, der auf Sprechzeiten verweist, keine endlosen Warteschleifen. Da muss es auch möglich sein, durch eine „offene" Tür zu treten - wenn gerade der richtige Augenblick ist, um Hilfe anzufragen.

In der Umsetzung bedeutet das erhebliche Herausforderungen und Anforderungen für die Mitarbeiter und Teams eines Krisenzentrums: Schicht- und Wochenenddienste für alle Berufsgruppen, ungewöhnliche Arbeitszeiten auch für Verwaltungspersonal, eine lückenlose, einfache und jederzeit schnell abrufbare Dokumentation, die die Komplexität des Behandlungsgeschehens transparent abbildet. Alles Tun muss in enger Abstimmung von einer Hand in die andere gehen und für die Mitarbeiterinnen der jeweils folgenden Schicht klar nachvollziehbar sein.

- *Deshalb sind im Atriumhaus auch nachts und am Wochenende stets zwei Mitarbeiter, davon eine Ärztin, für Krisengespräche verfügbar*
- *Deshalb werden täglich vier einstündige Zeitfenster im Terminkalender der Ambulanz für Krisenerstgespräche vorgehalten (die im Übrigen zu mehr als 90% „ausgebucht" sind[8])*
- *Deshalb gibt es einen direkten Draht zum Psychiatrischen Krisendienst siehe Abschnitt „Kontext", der Betroffene notfallmäßig innerhalb kürzester Zeit zuhause aufsuchen kann und kompetent in weiterführende Hilfen vermittelt.*

[8] *Stand 2017*

KRISENHILFE BRAUCHT KLARHEIT

Der Rahmen, das sogenannte Setting, in dem der Kontakt mit dem hilfesuchenden Menschen in einer Krise stattfindet, muss für den Betroffenen wie auch seine Begleiter erkennbar und nachvollziehbar sein. Meist ist es hilfreich, dieses Setting der Krisenintervention dem Betroffenen ausdrücklich zu erklären:

Wer sind die am Erstgespräch beteiligten Therapeutinnen? Welchen Berufsgruppen gehören sie an und was ist ihre Rolle im Gespräch? Wer ist wofür zuständig? Wer ist primärer Ansprechpartner? Wieviel Zeit ist für das Erstgespräch da? Wie geht es nach dem Gespräch weiter? Kann man öfter ambulant kommen oder auch stationär bleiben? Wenn es mehrere Optionen gibt: wer entscheidet nach welchen Kriterien? Wie sieht eine „Krisenbehandlung" überhaupt aus? Können Angehörige oder andere Mitbetroffene einbezogen werden?

Alle diese Fragen müssen in einer von Ruhe, Sicherheit und Freundlichkeit geprägten Atmosphäre beantwortet werden, um der inneren Orientierungslosigkeit des Hilfesuchenden Klarheit und ein Gefühl von Vertrauen entgegenzusetzen.

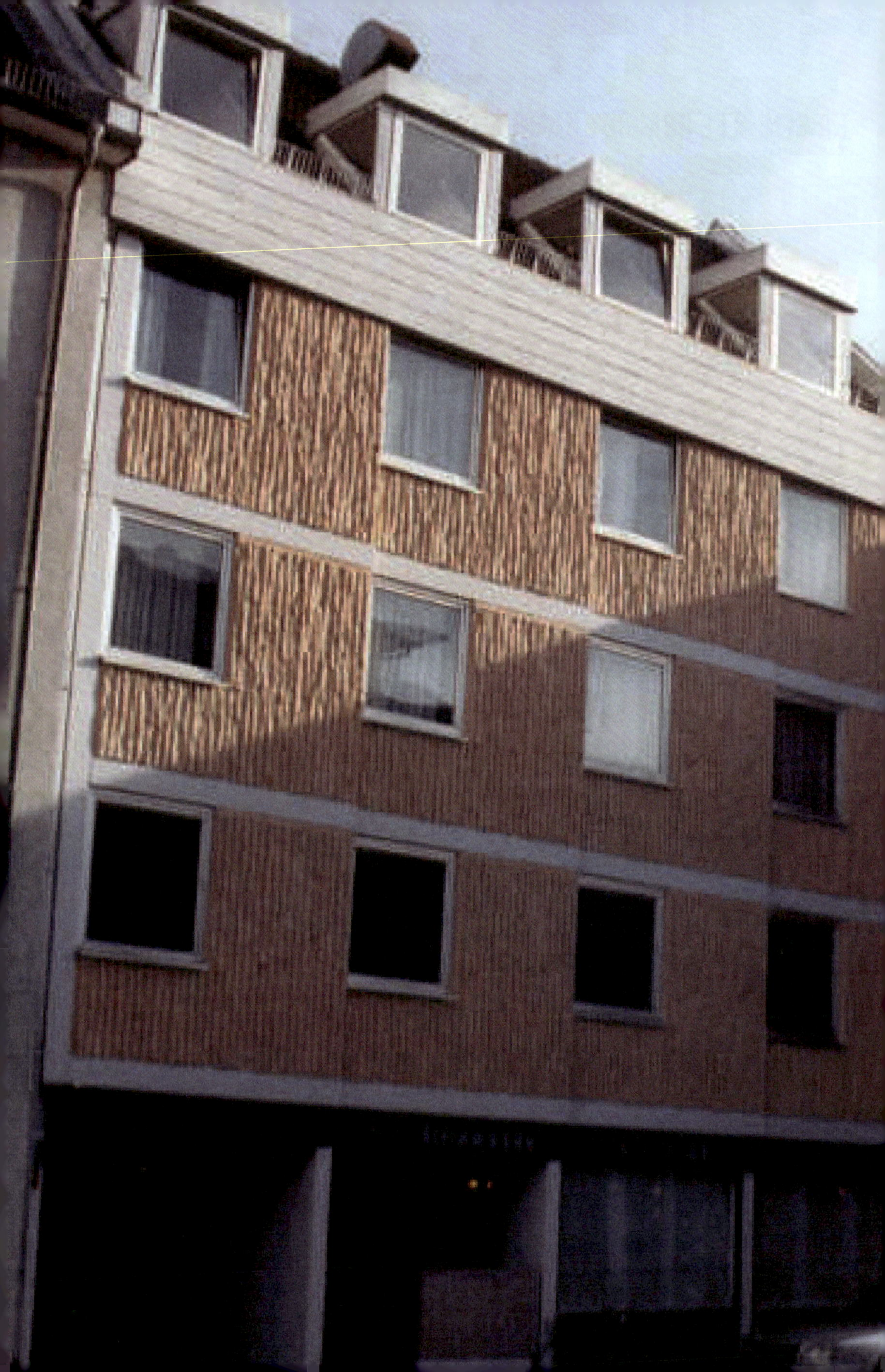

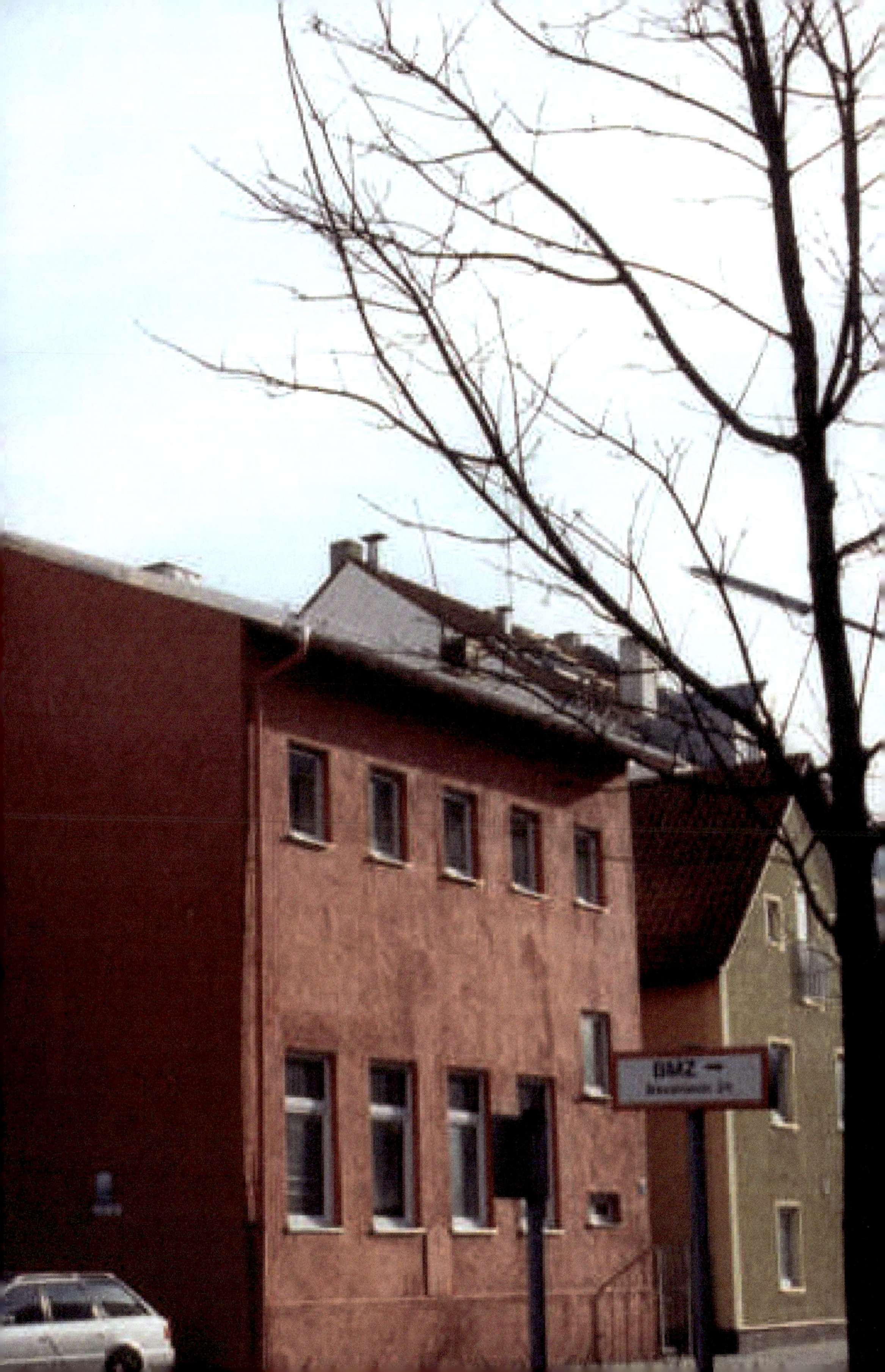
BMZ →

KRISENHILFE BRAUCHT ZEIT – UND ZEITLICHE BEGRENZUNG

Um das oft verwirrende Bündel an Informationen, Ängsten und Befürchtungen, das der Betroffene in der Krise zeigt, zu entwirren und erste Schritte zum Sichten und Ordnen der Probleme zu gehen, braucht es nicht nur Fachkundigkeit und Geduld seitens des Krisentherapeuten, sondern auch Zeit. Wie komplex sich der Erstkontakt gestaltet, wer einzubeziehen und was zu erkunden ist, ist im Voraus meist nicht klar, weshalb es hinreichend große und flexible Zeitfenster für den sogenannten Krisenerstkontakt braucht. Auf der anderen Seite ist Krisenhilfe ist immer zeitlich begrenzt, unabhängig davon ob es letztlich bei einem einmaligen Termin bleibt, auf eine ambulante oder auch eine stationäre Krisenintervention hinausläuft. Die Notwendigkeit, genügend Zeit für den therapeutischen Prozess zur Verfügung zu stellen und gleichzeitig auf die zeitliche Befristung zu achten, setzt sowohl für die Organisation der Abläufe als auch für die Methode der Krisenintervention wesentliche Eckpfeiler. Krisentermine sind stets auf eine volle Stunde geplant. Ambulante Krisenbehandlungen im Atriumhaus sind begrenzt auf bis zu 10 Termine, stationäre auf eine Behandlungszeit von bis zu 10 Tagen.

Für den Menschen in der Krise schaffen diese Rahmenbedingungen einerseits zeitliche Freiräume zur emotionalen Entlastung. Sie bieten aber auch eine Begrenzung, die helfen soll, dass der Betroffene sich nicht im Leid verliert.

KRISEN ERFORDERN PATCHWORK-INTERVENTIONEN

Seelische Krisen sind Ereignisse, die sich zwar zunächst vor allem im Psychischen, also im seelischen Innenleben des Betroffenen abspielen, meistens aber auch Auswirkungen auf andere Bereiche haben, z.B. auf die Beziehungsfähigkeit und –gestaltung, die Alltagsbewältigung, die Arbeitsfähigkeit. Fast immer mitbetroffen sind auch Menschen im Umfeld, in der Familie, im Freundeskreis, im Arbeitsleben, sei es ursächlich, sei es in den Auswirkungen. Deshalb müssen in der Krisenintervention psychologische, soziale und medizinisch-psychiatrische Aspekte gleichermaßen beachtet werden, weshalb es eines Zusammenwirkens im Einzelfall durchaus unterschiedlicher therapeutischer Berufsgruppen, also Ärzte, Psychologinnen, Pflegekräfte, Sozialpädagoginnen bedarf. Die Zusammenschau dieser verschiedenen Wissens- und Erfahrungshorizonte unterschiedlicher Professionen erweitert das Verständnis der seelischen Krise als komplexes menschliches Geschehen sowie die Ideenbildung für mögliche Interventionsstrategien. In der Regel sind daher im Sinne einer „Patchwork- Intervention" psychotherapeutische, sozialtherapeutische, milieutherapeutische, häufig auch pharmakotherapeutische Hilfen gleichzeitig und gut aufeinander abgestimmt angezeigt.

Im Umkehrschluss bedeutet das, dass in der Krisenintervention kaum Platz bleibt für therapeutische Alleingänge und exklusive Behandler-Patient-Beziehungen. Der Erfolg einer Behandlung ist immer der eines Teams, auch wenn der direkte Kontakt mit einem oder zwei Therapeuten stattfindet. Fallkonferenzen, regelmäßige Backup-Gespräche, Supervisionen stellen dies sicher.

KRISENHILFE VERLANGT ALLTAGSNÄHE

Das subjektive Gefühl von Hilflosigkeit und Ressourcenverlust ist in den Wirren der Krise meist größer als das tatsächliche Defizit– dies gehört gewissermaßen zu den Besonderheiten des Krisenerlebens. Daher ist es naheliegend, dass Menschen in Krisen dazu neigen, die Verantwortung für sich abzugeben, in Passivität und Regression zu verfallen und so eine klassische Patientinnenrolle einzunehmen. Eine möglichst alltagsnah gestaltete Umgebung während der Krisenintervention soll dem entgegenwirken und die Betroffenen unterstützen, den Kontakt zu den gesunden Anteilen und zum Leben außerhalb der Krise zu halten. Fraglos gelingt auch das Mobilisieren von Kräften und das Erproben neuer Schritte eher bei weitgehender Normalität und Nähe zum „echten" Leben als im geschlossenen Rahmen mit Schlafanzug und Klinikbett. Für die Auswahl des Settings, in dem die Krisenbehandlung stattfindet – also ambulant, stationär oder teilstationär – gilt deshalb: je weniger Raum die Behandlung gegenüber der privaten Welt und dem „normalen Leben" des Hilfesuchenden einnimmt, je unabhängiger der Mensch in der Krise von Hilfeangeboten bleibt, desto besser.

Wie nah am Alltag die Krisenintervention, insbesondere anfangs, tatsächlich erfolgen kann, hängt von der Schwere der individuellen Krise und der Beeinträchtigung des Betroffenen, aber auch von Mitbetroffenen ab. Immer gilt es eine Balance herzustellen zwischen dem Schutz des Menschen in der Krise, der oft auch ein Schutz vor sich selber sein muss, und dem unbeirrten Umsetzen des Konzepts der Alltagsnähe.

Fraglos gibt es Konstellationen und Problemlagen, in denen ambulante Krisenhilfe nicht ausreicht und die Nähe zum persönlichen Alltag vorübergehend eingeschränkt werden muss: wenn die persönlichen Ressourcen im Rahmen der Krise vollständig erschöpft sind, wenn zwischen den Krisenterminen von einer Suizidgefährdung ausgegangen werden müsste, wenn krisenauslösende oder -aufrechterhaltende Faktoren im Lebensumfeld des Betroffenen eine vorübergehende Distanz zur Lebenssituation erfordern, oder auch wenn die Kräfte von Angehörigen erschöpft sind, der Betroffene aber intensive Unterstützung braucht. Dann wird die Empfehlung eine kurzzeitige Klinikbehandlung zur stationären Krisenintervention sein.

|3

94

INNENARCHITEKTUR

MODULE, DIE FLEXIBEL KOMBINIERBAR SIND

Soviel war nach der Planungs- und Gründungsphase klar: Für Menschen in seelischen Krisen und Ausnahmezuständen braucht es unbürokratische Soforthilfe; Hilfe, die gut erreichbar ist, nicht an Sprechzeiten gebunden, und möglichst wenig an das Label „Psychiatrie" erinnert, das viele Menschen abschreckt. Und klar war auch, dass diese Hilfe für Menschen in seelischen Krisen jeder Art da sein sollte. Das seelische Tief nach dem Verlust des Partners, Panik vor dem Abitur, das monatelange Sich-Zurückziehen eines jungen Mannes an der Schwelle zum Erwachsenwerden, die erneute depressive Phase einer frühberenteten Bankangestellten, bizarre Verfolgungsängste, quälende Wahnvorstellungen, Stimmen im Kopf, die Befehle erteilen ...

Die „Innenarchitektur" des Atriumhauses musste also, einem Modulbau vergleichbar, verschiedene Räume im Sinne von Angeboten bieten: von der Kurzzeit-Krisenintervention bis zur integrierten Langzeitbehandlung.

Das „Entweder - oder" von einem, vielleicht zwei ambulanten Terminen pro Woche wie in den Praxen der niedergelassenen Ärzte bzw. das meist mehrwöchige Rund-um-die-Uhr-Gesamtpaket wie in den Stationen der Krankenhäuser, konnte es also nicht sein.

Notwendig war vielmehr ein Programm, das offen, vielgestaltig und flexibel kombinierbar ist. Das sich dem anpasst, was die Menschen, die es aufsuchen, brauchen. Nicht nur bezogen auf die eigentlichen Therapiemaßnahmen, sondern auch auf das „wann", „Wann, Wo und Wie" der Behandlung: Ist eine spezielle Form psychotherapeutischer Krisenintervention nach einem Trauma angezeigt? Braucht es eine Entlastung durch antipsychotische Medikamente und milieutherapeutische Fürsorge, wenn quälende Wahnvorstellungen ein „Funktionieren" im Alltag verhindern? Oder verlangt die Situation eher nach stützenden Gesprächen unter Einbeziehung der Familie, kombiniert mit der gemeinsamen Suche nach einer neuen geeigneten Wohnform, wenn die häusliche Situation bis aufs Äußerste angespannt ist?

Heute ist der Behandlungsalltag vieler Patienten des Atriumhauses geprägt vom schnellen Wechsel zwischen längeren ambulanten und kurzen stationären Behandlungsabschnitten sowie einer gleichzeitigen Betreuung durch mehrere Einrichtungen. Immer weniger wird der Verlauf einer Behandlung bestimmt von den Belangen, Gesetzmäßigkeiten und Beziehungen innerhalb einer bestimmten Abteilung des Atriumhauses. Den roten Faden bildet, über die Abteilungen hinweg, in zunehmendem Maße die individuelle (Behandlungs-) Geschichte des Patienten und seiner Bezugstherapeutin. Entsprechend sind auch die Angebote innerhalb einer Abteilung flexibel, so dass z.B. die tagesklinische Behandlungsepisode der einen Patientin ganz andere Inhalte, Zeitstrecken und Strukturen aufweisen kann als die einer anderen; die Behandlungsepisode als solche fließt in den Strom der Gesamtbehandlung mit ihren Wechseln zwischen den Settings ein.

Grundsätzlich spannt die Angebotspalette des Atriumhauses somit einen weiten Bogen. Sie reicht von akzentuierten ambulanten oder stationären Kurzzeitinterventionen für Menschen in akuten Krisen bis zur vieldimensionalen, integrierten, womöglich ein Leben lang dauernden therapeutischen Begleitung von Menschen mit besonders schweren seelischen Erkrankungen und deren Angehörigen. Diese Palette und das Ineinanderwirken der einzelnen Behandlungsbausteine des Hauses erfordert von den Mitarbeitern ein breites therapeutisches Knowhow und ein ausdifferenziertes „Handwerkszeug". Jede Behandlung bedürfnis- und patientenorientiert zu gestalten, d.h. in jeder Situation aus der breiten Angebotspalette die für den Betroffenen gerade passenden Bausteine herausfinden und anzuwenden, war von Anfang an und ist bis heute einer der vorrangigen Ansprüche, die das Atriumhaus hat.

Die im Atriumhaus zum Tragen kommenden Behandlungsstrategien sind Ergebnis eines langjährigen Diskussions- und Verständigungsprozesses zwischen den Betroffenen und uns, die wir die Behandlung anbieten. Wir setzen therapeutische Methoden unterschiedlicher Schulen – z.B. psychoanalytische Psychotherapie, Familientherapie, Verhaltenstherapie – pragmatisch und auf den Einzelfall bezogen ein, je nachdem, wovon der Betroffene am meisten profitieren kann. Für die Wahl des Behandlungssettings – ambulant, teilstationär, stationär, aufsuchend[9] – gilt: je weniger Raum die Behandlung gegenüber der privaten Welt des Hilfesuchenden einnimmt, je unabhängiger der Betroffene also von professioneller Hilfe bleiben kann, desto besser.

Die Klinik soll möglichst nur einer von mehreren unterstützenden Faktoren sein. Größtmögliche Alltagsnähe bedeutet, dass wann immer möglich, für die Krisenhilfe ein ambulantes Setting gewählt wird. Allerdings gilt es immer eine Balance herzustellen zwischen dem Schutz des Krisenpatienten, der oft auch ein Schutz vor sich selber sein muss, und dem unbeirrten Umsetzen des Konzepts der Alltagsnähe.

PRAXIS

Auf diesem Hintergrund ist die Idee der offenen Tür, also einer Begegnung in weitestgehender Normalität ohne Schlüsselgewalt auf Seiten der Profis, einer der unverrückbaren Eckpfeiler des Atriumhauses. Dem Krisengedanken würden geschlossene Türen widersprechen, die beiden Seiten Verantwortung abnehmen bzw. absprechen. Vertrauen, nicht Macht soll Sicherheit und Klarheit bieten. Zudem stellt die offene Tür eine Verpflichtung für die Mitarbeiterinnen dar, sich nicht auf eine äußere Form zu verlassen, sondern jederzeit in Beziehung zu sein.

Die „Innenarchitektur" des Hauses wurde diesen Anforderungen gemäß gestaltet. Flexibel sollten die Angebote sein, ohne hohe Schwellen der Zugang, ohne Hürden die Übergänge, ganz am individuellen Bedarf ausgerichtet.

Es gibt also einen Bereich für Empfang und Orientierung, einen heißen Draht rund um die Uhr, einen Behandlungsbereich mit ständigem Kommen und Gehen, Zonen und Räume für Therapie und Verweilen tagsüber, Zimmer zum Schlafen nachts und eine besondere Einheit, die Schutzraum gewährt für mehrere Tage, rund um die Uhr.

[9] Seit 2015 bietet das Atriumhaus unter dem Label „Home Treatment" intensiv-ambulante Akutbehandlung zuhause an.

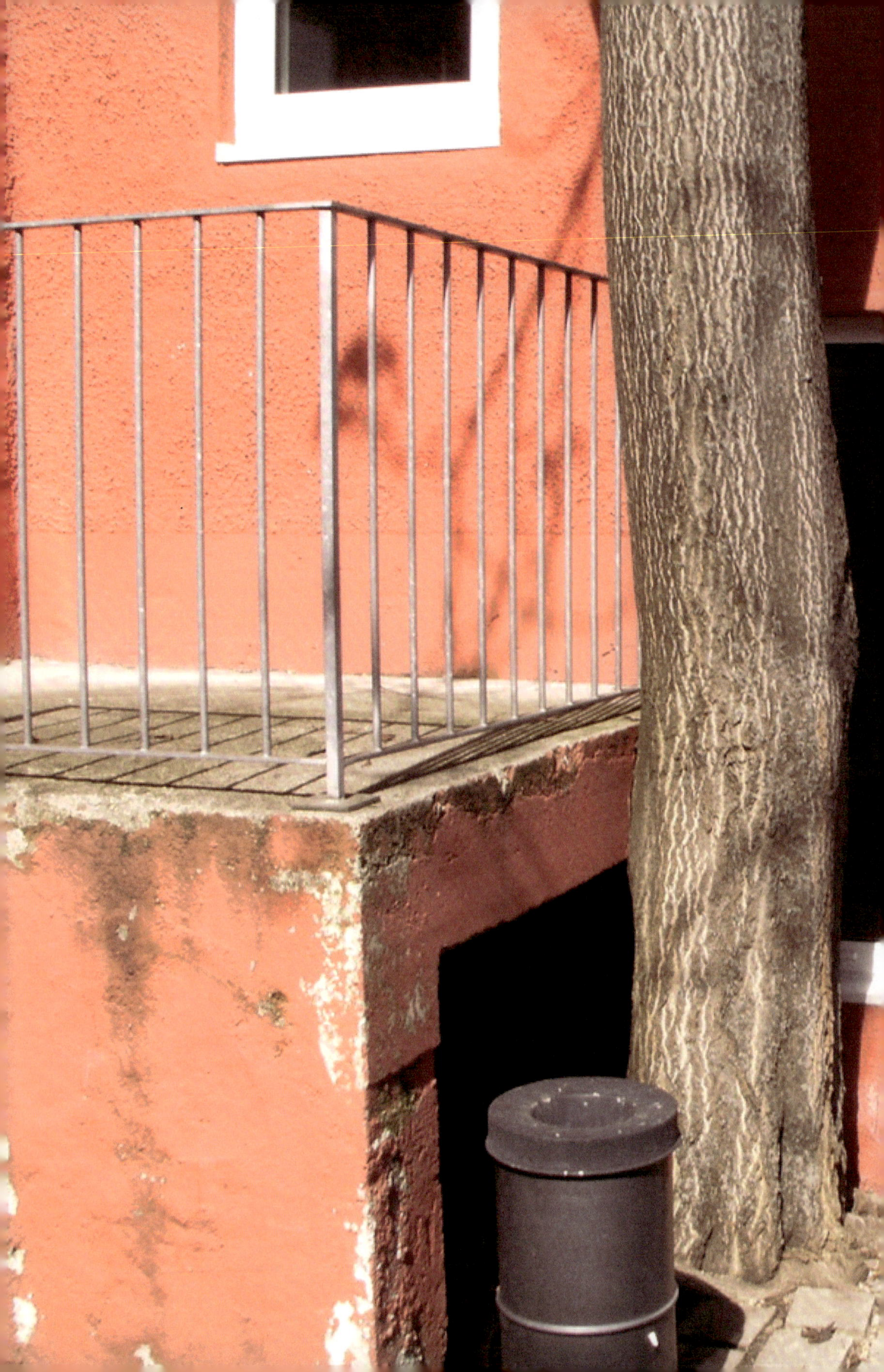

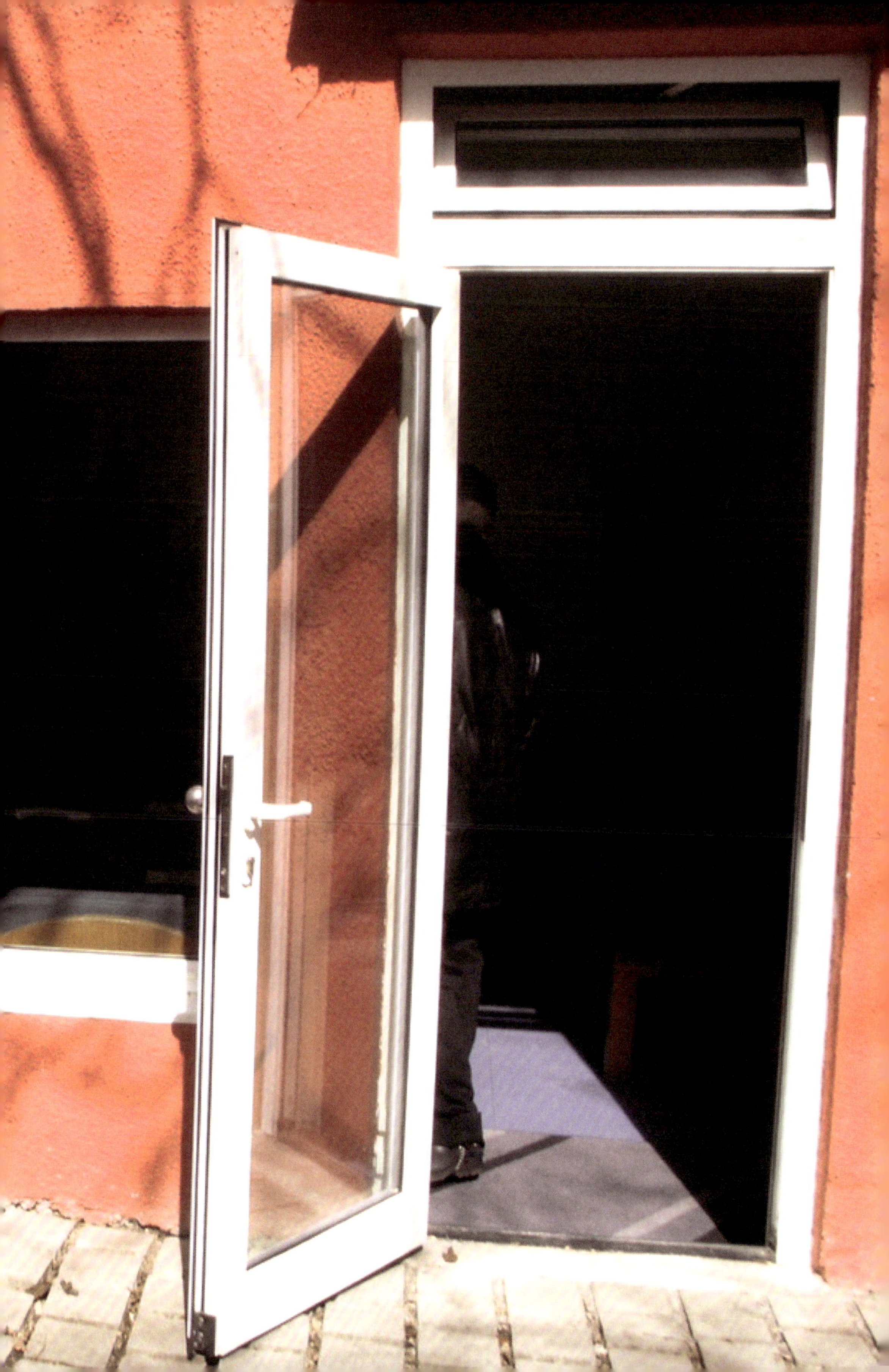

NICHT ANDERS ALS IN EINEM HOTEL – DER EMPFANG

Das Foyer des Hauses ist quasi die Schaltzentrale: Empfang, Wartebereich und Telefonzentrale befinden sich hier. Therapeuten der Ambulanz holen hier ihre Patientinnen zum Gespräch ab und bringen sie auch wieder zur Verabschiedung dorthin. Der Raum hinter der Rezeptionstheke ist Sekretariat und Tagesterminplaner der Ambulanz, hier erhalten Patientinnen wie Mitarbeiter Auskunft und Information.

Schön ist es, wenn auch die Mitarbeiterinnen des Foyers, die keine Therapeuten sind, Patientinnen wiedererkennen und mit ihren Eigenheiten umzugehen wissen; auch wenn es nicht immer einfach ist, mit gleichbleibender Geduld und Empathie auf alle zum Teil doch recht eigenwilligen Fragen und vorgetragenen Wünsche zu reagieren.

Auch wenn es Abläufe vereinfachen könnte: Das Atriumhaus will keine Lautsprecherdurchsagen und keine Nummern, die gezogen werden müssen. Das sind Privilegien eines relativ kleinen Hauses, die wir pflegen. Der Ton ist persönlich, der Anspruch, allen freundlich und wertschätzend zu begegnen, hoch. Die Mitarbeiterinnen der Rezeption werden angeleitet, Anfragen aller Art möglichst unmittelbar und unkompliziert zu beantworten; ob im persönlichen Kurzkontakt oder am Telefon. Gleichzeitig müssen sie auf Datenschutz und Privatsphäre achten; ein Balanceakt, der nicht immer gleich gut gelingt. Solange aber Patientinnen und Besucher sich durch eine wohlwollende, einladende Atmosphäre ermutigt fühlen, auch Kritik und Ärgernisse unmittelbar und offen anzusprechen, um unmittelbar für Klärung zu sorgen, ist es nahezu immer möglich, gefährdetes oder irritiertes Vertrauen schnell wiederherzustellen.

Wie in einem Hotel haben also Eingangstür und Eingangsbereich auch in der Psychiatrie eine nicht zu unterschätzende Bedeutung. Sie vermitteln einen ersten Eindruck davon, was den, im Falle des Atriumhauses oft geängstigten oder aus den Fugen geratenen, fast immer verunsicherten Besucher erwartet. Die Bereitschaft der Besucherin – und zunächst handelt es sich ja um eine solche - sich auf eine angebotene Behandlung einzulassen, hängt stark von diesem ersten Eindruck ab. Eine annehmende und freundliche Atmosphäre ist die „halbe Miete" dafür, dass ein erstes Vertrauen entsteht, um angebotene Hilfe annehmen zu können. Wer im Foyer des Atriumhauses ankommt und auf sein erstes Gespräch wartet, hat viele Fragen: Wegen welchem Problem bin ich eigentlich hier? Wie kann ich mein Anliegen formulieren? Wie meine Not, meine Sorgen, meine Angst in Worte fassen? Wie wird nach welchen Kriterien entschieden, mit wem ich mein „Erstgespräch" führe? Hat das System oder ist es dem Zufall überlassen? Wird mir der Therapeut sympathisch sein? Wie finde ich, wie findet die Therapeutin, wie finden wir gemeinsam heraus, welche Hilfe gut für mich sein könnte? Wer entscheidet, wann und wie es nach dem ersten Kontakt weitergeht? Kann ich selbst auswählen, ob ich ambulant oder stationär behandelt werden will?

All diese Fragen müssen möglichst im Laufe des Erstkontakts beantwortet werden, um Angst und Unsicherheit abzubauen und Transparenz und Sicherheit gebende Struktur zu vermitteln.

»Ich betrete das immer noch die Atmosphäre seiner ursprünglichen Bestimmung ausstrahlende Foyer des Atriumhauses:

Die Thonetstühle, auf welchen die Zeitung lesenden Patienten warten; der neben seinem unruhig blickenden Herrchen schläfrig eingerollt liegende Samuriten-Spitz; der bei mütterlicher Medikamentenabhängigkeit vor einem Jahr noch als Risikogeburt geltende Tom, der gerade mit seinen ersten Schritten zur Sekretärin tapert; die einer ›Laufkundschaft" gleichenden Patienten der Tagesklinik und der Krisenstation, die ständig die ›Halle‹ durchqueren, wenn sie von oder zu ihren Abteilungen gehen; die Besucher, Pharmareferenten und Essenslieferanten.

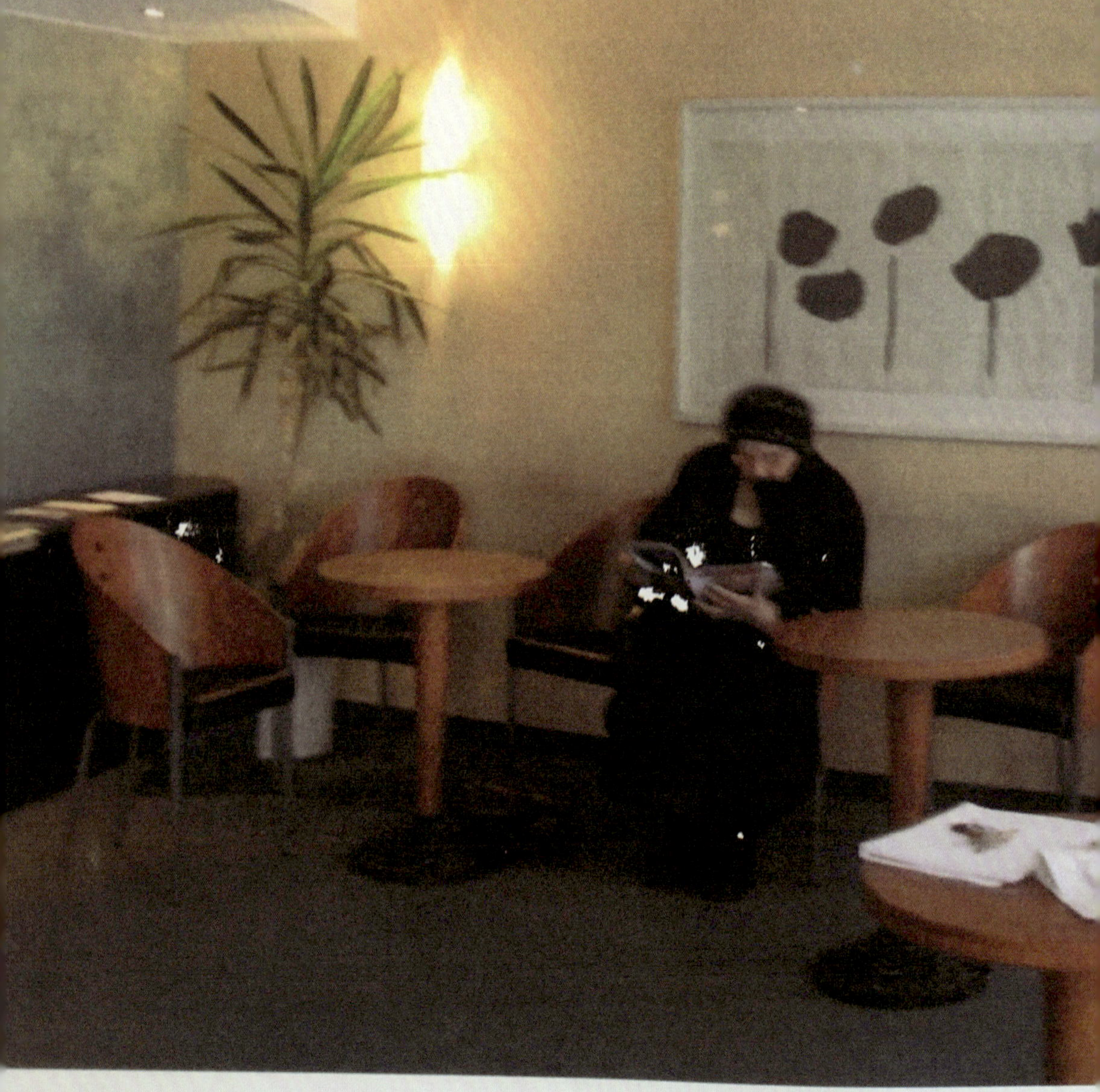

Sie alle könnten ebenso wie die Theke, hinter der sich Empfang und Ambulanzsekretariat verbergen, genauso zum ehemaligen Hotel Atriumhaus gehören wie zum heutigen Krisenzentrum. Zwar werden hinter der Empfangstheke keine Zimmer mehr vergeben, dafür aber – neben der Telefonvermittlung für das gesamte Haus – ein breitgefächertes ambulantes Behandlungsangebot.

Hier laufen alle für den reibungslosen organisatorischen Ablauf wichtigen Fäden zusammen; hier liegt der aktuelle Arbeitstagesplan für das multiprofessionelle Team; damit auf einen Blick überschaut werden kann, welcher Mitarbeiter wann für welchen Dienst eingeteilt ist: Wer bedient wann das Krisentelefon? Welcher Kollege hat heute noch ein Zeitkontingent zur kurzfristigen Einbestellung akut hilfebedürftiger Patienten? Welche Patienten kommen geplant wie lange zu wem im Rahmen einer Langzeitbetreuung? Herr B. bekommt von Herrn S. eine Depotspritze, Frau F. kommt zur Blutabnahme, Herr Z. und Herr R. sind nur namentlich aufgeführt und im 30-Minuten-Takt einbestellt, d.h. sie kommen wohl zu einem ›regulären‹ Gespräch; Frau O. und Herr T. scheinen zu ›kriseln‹, da für sie jeweils eine ganze Stunde eingeplant ist; Frau A., Herr B., Frau D. sind „Neue", erkennbar an der gelbleuchtenden Markierung, der Kalkulation von einer Stunde und der Tandemeinteilung, d.h. der gleichzeitigen Terminierung bei einem ärztlichen und einem nicht-ärztlichen Mitarbeiter. Auch welcher Mitarbeiter gerade auf Hausbesuch ist oder einen Patienten zum Behördengang begleitet, und wer heute, nach dem Wochenenddienst, frei hat, ist rasch ersichtlich.«

Cornelia Steber, aus einem Jahresbericht des Hauses

DER „HEISSE DRAHT" – DAS KRISENTELEFON

Die eigentliche Eintrittspforte in das Atriumhaus als Ort der Krisenbehandlung ist in den meisten Fällen nicht seine blau-umrahmte Glastür, die von der Bavariastraße ins Foyer führt, sondern das Krisentelefon.

Das Krisentelefon ist der heiße Draht. Direkt bzw. nach Vermittlung durch den Empfang ist der Hilfesuchende mit einem Krisentherapeuten des Hauses verbunden. Dieser unmittelbare Rund-um-die-Uhr-Zugang zu einer professionellen Krisenhelferin wurde bewusst gewählt und wird mit erheblichem organisatorischen Aufwand möglich gemacht.

Warum? Weil der Griff zum Telefon für Menschen in Not manchmal das einzige gerade noch mögliche ist. Weil die Scham zu groß wäre, sich namentlich oder gar persönlich an eine Beratungsstelle oder eine Klinikambulanz zu wenden. Weil gerade jetzt der Mut noch ausreicht, nach einem Rettungsanker zu greifen und Hilfe in Anspruch zu nehmen.

Das Krisentelefon ist also das direkteste Angebot, um menschliche Katastrophen wie einen Selbstmordversuch oder die Bedrohung anderer zu verhindern oder um schwerwiegende Maßnahmen wie einen Polizeieinsatz mit stationärer Unterbringung zu vermeiden. „Niedrigschwellig" wird diese Möglichkeit der Hilfe genannt.

Um diesem Anspruch zu genügen, ist das Krisentelefon des Atriumhauses rund um die Uhr mit eigens dafür geschultem, erfahrenem psychiatrischen Fachpersonal besetzt, das laufend fortgebildet wird. Und der Dienst am Krisentelefon gehört zu den wichtigsten und verantwortungsvollsten Aufgaben des Hauses.

Natürlich handelt es sich bei den Anrufern nicht nur um Menschen in höchster seelischer Not. Die Bandbreite der Anrufer und deren Anliegen haben über die Jahre stetig zugenommen. Menschen jeden Alters, vom Jugendlichen bis zu sehr alten Menschen, Menschen unterschiedlicher Nationalität, aus allen gesellschaftlichen Schichten und in den verschiedensten seelischen Krisen und Notlagen rufen an, weil sie Rat und Hilfe suchen. Dazu kommt die Vielzahl von Mitbetroffenen und Angehörigen, aber auch Mitarbeiterinnen anderer Einrichtungen, die das Krisentelefon nicht nur zum Anmelden von Behandlungen im Atriumhaus nutzen, sondern als Börse für Informationen, Beratungen und Vermittlungen bei allen möglichen seelischen Not- und Problemsituationen. Wegen dieses zunehmend breiten Spektrums und der immer höheren Anzahl an Nachfragen, auch von Menschen aus anderen Regionen, hat sich das Atriumhaus mit den Jahren dazu entschieden, die Funktion des Erstkontakts für neue Anrufer am Telefon auf den Krisendienst Psychiatrie (siehe auch Abschnitt „Kontext") zu übertragen.

Anrufer, die nicht im Zuständigkeitsbereich des Atriumhauses wohnen, Anrufer „nur" mit Informations- und Beratungsfragen, sowie Menschen mit seelischen Krisen und Problemen, die keine psychiatrische Behandlung im engen Sinn benötigen, werden durch die Mitarbeiter des Atriumhauses vom Krisentelefon an die telefonische Leitstelle des Krisendienstes Psychiatrie verwiesen.

Information **i**

Der Krisendienst Psychiatrie, ein Projekt des Bezirks Oberbayern, bietet telefonische Beratung, Orientierung und Soforthilfe in seelischen Notlagen. Die Leitstelle des Krisendienstes wird vom Isar-Amper-Klinikum betrieben. Mobile Einsätze vor Ort werden von Fachdiensten der Freien Wohlfahrtspflege erbracht.

Information

Der Krisendienst Psychiatrie ist also mittlerweile dem Krisentelefon des Atriumhauses vorgeschaltet. Diese Umstellung des Krisenerstkontaktes erfolgte aufgrund der langjährigen Erfahrungen des Atriumhauses aus der Begegnung mit Tausenden von Anrufern, die zeigen, dass bei weitem nicht jeder Anrufer die Hilfe einer klinischen Einheit benötigt. Insbesondere für Menschen, die sich erstmals in einer seelischen Notlage befinden, ist es oft sinnvoller, zunächst zusammen mit einem nicht-klinischen, erfahrenen Krisenberater die Probleme zu ordnen und dann gemeinsam zu überlegen, ob und wenn, welche Art professioneller Hilfe geeignet ist. Deshalb empfiehlt das Atriumhaus mittlerweile, beim erstmaligen Auftreten einer Krise den Weg über den Krisendienst Psychiatrie zu wählen. Nach einem qualifizierten Screening, also einem umfassenden Erfragen der aktuellen Problematik, veranlasst die Mitarbeiterin der Leitstelle des Krisendienstes die nächsten Schritte je nach Erfordernis. Stellt sich im Telefonat mit dem Krisendienstberater heraus, dass eine klinisch-psychiatrische Beratung, sei es ambulant oder stationär, aktuell die geeignete Hilfe ist, vermittelt der Krisendienst Psychiatrie unmittelbar an die Krisenambulanz des Atriumhauses. Diesen Zugangsweg empfiehlt das Atriumhaus auch Angehörigen, sowie Dritten, die Information und Beratung suchen.

Für Menschen mit psychiatrisch behandlungsbedürftigen Krisen aus dem Einzugsgebiet bleibt das Krisentelefon des Atriumhauses weiterhin der „heiße Draht" – direkt oder vermittelt über die Leitstelle des Krisendienstes. Patientinnen, die bereits in Behandlung des Atriumhauses sind oder waren, garantiert das Krisentelefon weiterhin eine direkte Rund-um-die-Uhr-Erreichbarkeit: Damit neuerliche Krisen oder Zustandsverschlechterungen frühzeitig abgefangen werden.

Von den Mitarbeitern erfordert die Arbeit am Krisentelefon neben den für diese Tätigkeiten notwendigen allgemeinen und spezifischen Fachkenntnissen höchste Aufmerksamkeit und Wachsamkeit, Empathie und Einfühlungsvermögen, oft aber auch entschlossenes und rasches Entscheiden und Handeln. Ob ein Patient Hilfe annehmen kann oder einfach wieder auflegt, hängt nicht selten von Nuancen im Gesprächsverhalten des Gegenübers, hier der Therapeutin, ab. Oft ist hier ein Balanceakt zwischen einfühlendem Zuhören und aktivem Handeln gefragt.

ZUHAUSE DIE KRISE MEISTERN – DIE KRISENAMBULANZ

Stimme

»Als ich im November 1994 meine Tätigkeit in der Krisenambulanz des Atriumhauses begann, ahnte ich nicht, welche grundlegende Veränderung meiner beruflichen Haltung, meiner Sichtweise und meines psychiatrischen Handelns das bedeuten sollte. Wohl war mir ambulantes Behandeln nicht fremd. Die Tätigkeit in einer rund um die Uhr geöffneten, niederschwellig arbeitenden Krisenambulanz bedeutete jedoch eine ganz neue Herausforderung.

Meine bisherigen Erfahrungen in ambulanter Behandlung bezogen sich hauptsächlich auf die Nachbetreuung zuvor stationär behandelter Patienten und auf eine umfangreiche Konsiliartätigkeit an einem Allgemeinkrankenhaus. Auch dort war Einfühlung in die besonderen Bedürfnisse der Patienten gefragt, das Erspüren der jeweiligen Motivation und Beschwernisse, die Berücksichtigung der besonderen Lebenssituation, der Respekt vor der Individualität und den persönlichen Werten jedes Einzelnen. In der Krisenambulanz des Atriumhauses lernte ich, dass mir mein klinisch-medizinisches Wissen zwar half, viele Situationen schnell einzuschätzen, um hilfreich handeln zu können, dass aber die persönliche Sicht des Patienten und ihre persönlichen Vorstellungen von Hilfe für die weitere Behandlung oft wichtiger waren als mein medizinisches Wissen.«

Erich Schiller (1998), unveröffentlichter Text

Der erste persönliche Kontakt einer Hilfesuchenden im Atriumhaus findet - nach dem Empfang an der Rezeption – immer mit einem Therapeuten der Krisenambulanz statt. Dies gilt für Patientinnen, Angehörige und Zuweiser, für Rettungssanitäter, Notärztinnen und Polizei. Einen direkten Weg von draußen beispielsweise auf die Krisenstation gibt es nicht. Dieses Vorgehen entspricht unserem Leitgedanken, zunächst immer die Möglichkeit ambulanter Hilfe zu prüfen.

Ein persönlicher therapeutischer Erstkontakt für Menschen in Krisen ist jederzeit innerhalb von wenigen Stunden möglich. In der meist vorab erfolgenden telefonischen Anmeldung wird ein Termin bei einer für die vorliegende Problematik bestgeeigneten und zeitlich verfügbaren Mitarbeiterin vereinbart. Um Menschen mit akuten Krisen tagesgleich einen Termin anbieten zu können hat es sich im Laufe der Jahre bewährt, vier mal täglich eine Stunde Zeit bei einem Krisentherapeuten für neue Krisenpatientinnen im Kalender einzuplanen.

Auf welchem Weg der Erstkontakt mit der Krisenambulanz zustande kommt ist unterschiedlich: Menschen kommen mit oder ohne telefonische Anmeldung, werden begleitet oder „abgeliefert“, kommen freiwillig oder gegen ihren Willen, kommen mit einem Bündel an Vorinformationen und klaren Vorstellungen, oder ohne recht zu wissen, warum sie da sind.

Egal um welche Krise es sich handelt und wie es zum Erstkontakt kam, immer ist vonseiten des Krisentherapeuten ein gründliches erstes Erkunden der wichtigsten Faktoren, oft innerhalb weniger Minuten, geboten: Auslöser, Beginn und bisherige Dauer der Krise, Konsum von Alkohol oder Drogen, Medikamenteneinnahme, psychiatrische und somatische Erkrankungen, frühere Klinikaufenthalte, Suizidalität und Fremdgefährdung. Und keinesfalls zu übergehen ist die Frage nach nahestehenden Menschen, vorbehandelnden Therapeutinnen und bereits erfolgten Hilfemaßnahmen.

Um diesem komplexen Anspruch an die Erstdiagnostik und das Screening mit genauso hoher Qualität zu genügen wie dem der therapeutischen Erstintervention, ist die Krisenambulanz rund um die Uhr mit erfahrenem Fachpersonal besetzt. Immer, auch nachts und am Wochenende, stehen mindestens zwei Mitarbeiterinnen aus verschiedenen Berufsgruppen, darunter ein Arzt, zur Verfügung. Ein telefonisch erreichbarer fachärztlicher Hintergrunddienst unterstützt die Mitarbeiter vor Ort bei Bedarf.

Die erste persönliche Begegnung zwischen dem Hilfesuchenden und der Krisentherapeutin hat einen entscheidenden Einfluss auf den weiteren Verlauf. Deshalb achten wir darauf, für einen Erstkontakt eine ruhige, gelassene, Sicherheit und Struktur bietende Atmosphäre mit genügend Zeit herzustellen.

Vom Ablauf her gestaltet sich dieser erste Kontakt folgendermaßen: Zunächst stellt sich der Therapeut mit Name, Beruf und Funktion vor. Sind neben dem Betroffenen weitere Personen wie Angehörige, Freunde, Betreuer, Polizei anwesend, wird geklärt, wer bei dem Gespräch dabei sein soll. Dann werden die Möglichkeiten und der Ablauf der Krisenintervention vermittelt. Jetzt wird der Patientin genügend Zeit gegeben, ihr Anliegen, aber auch ihre Sorgen und Befürchtungen zu formulieren; so gut sie dazu in der Lage ist.

i Information

Das Wahrnehmen von Anteilnahme kann den emotionalen Druck aufseiten des Patienten vermindern. Hoffnung kann entstehen, wenn das scheinbar Unaussprechliche in Worte gefasst wird. Das Abgeben von Verantwortung kann manchmal erstaunlich rasch zu einer deutlichen Entlastung führen.

Nach einem möglichst offenen Gesprächsbeginn, dessen vorrangiges Ziel es ist, Angst abzubauen und den Grundstein für eine Vertrauensbasis zu legen, wird die Gesprächsführung von Seiten der Therapeutin aktiver: ausgehend von den aktuellen Geschehnissen gehen Hilfesuchender und Behandler nun gemeinsam chronologisch zurück und versuchen das Ursachengefüge und die Dynamik der vorhandenen Konflikte zu erkunden.

Information i

Weil Menschen während einer Krise leicht den Überblick verlieren, ist es wichtig, Konfliktfelder zu ordnen, Problemhierarchien zu bilden und miteinander zu einer gemeinsamen Problemdefinition zu kommen. Persönliche Ressourcen und bewährte Strategien zur Problembewältigung werden erkundet, das vorhandene Beziehungsnetz wird beleuchtet.

Nun kann die therapeutische Krisenarbeit im engeren Sinne beginnen. Dazu versuchen Therapeut und Patientin miteinander die wichtigsten und am dringendsten veränderungsbedürftigen Aspekte der Krise herauszufinden. Dieses Aufspüren und Benennen eines sogenannten Fokus wird nicht nur eine Richtschnur für den „Behandlungsauftrag" der Therapeutin sein, sondern auch eine wichtige Hilfe für den Patienten selbst. Inmitten der eigenen Hilflosigkeit und Orientierungslosigkeit kann ein solcher Fokus helfen, erste Bezugspunkte wiederzufinden und dadurch ein Gefühl für die „Endlichkeit" und Bewältigbarkeit der Krise zu entwickeln.

Grundsätzlich kann der Auftrag an die Krisenintervention sehr verschieden sein: Emotionale Entlastung, diagnostische Abklärung, medikamentöse (Neu-) Einstellung, Vermittlung in eine ambulante Psychotherapie, konfliktzentrierte Partnergespräche, aber auch sofortige lebensrettende Maßnahmen, z.B. bei Suizidalität.

Ohne die Benennung eines Fokus und die Verständigung auf einen Behandlungsauftrag für die begrenzte Zeit der ambulanten Krisenintervention würden Behandler und Betroffene leicht in Gefahr geraten, ziellos alle Probleme des Lebens ordnen zu wollen, was selbstverständlich nicht gelingen kann. Allerdings ist es durchaus oft schwer, sich auf das momentan Wichtigste zu verständigen; und immer wieder geschieht es, dass die ersten Überlegungen zu kurz gegriffen oder in eine falsche Richtung geführt haben, so dass der Fokus gemeinsam geändert werden muss. Konkrete Ziele, die realistisch erscheinen, werden immer gemeinsam formuliert. Häufig geht es zunächst um die unmittelbare Entlastung von Patientin und Umfeld in der krisenhaften Situation. Erst dann, in einem zweiten Schritt, können Überlegungen dazu angestellt werden, welche Bedingungen zur Krise geführt haben und welche Ressourcen benötigt werden, um sich wieder zu stabilisieren.

Ist der Patient einverstanden, werden Angehörige und Mitbetroffene, aber auch vorbehandelnde Ärztinnen und Therapeuten in die ambulante Krisenbehandlung einbezogen: um ein möglichst umfassendes Bild der Situation zu erzielen, aber auch um das weitere Vorgehen abzustimmen. Je nach Problemlage und vereinbartem Ziel der Behandlung wird nun möglichst gemeinsam ein konkreter Plan für die Krisenbehandlung erarbeitet. In der Regel kommt nun eine Kombination aus medizinisch-psychiatrischen, sozialtherapeutischen, psychotherapeutischen und lebenspraktischen Maßnahmen zum Einsatz, je nach Bedarf im Einzelfall.

Viele Kriseninterventionen werden erfolgreich ohne den Einsatz von Medikamenten durchgeführt. Oft machen Medikamente eine Krisenintervention aber auch erst möglich. Bei Krisen im Verlauf psychiatrischer Erkrankungen kann man selten auf sie verzichten.

Nach Klärung der wichtigsten Aspekte und Risiken wird, meist bereits im Laufe des ersten Termins, entschieden, ob eine ambulante Behandlung verantwortet werden kann oder ob eine stationäre Behandlung doch die bessere Lösung ist. Denn, unabhängig von der Art der Krise, kann ein Maß an Eskalation erreicht sein, bei dem ambulante Behandlungsmöglichkeiten an ihre Grenzen stoßen; wenn das Herausnehmen aus der angespannten häuslichen, beruflichen oder familiären Situation eher und rascher Entlastung verspricht als das grundsätzlich gut gemeinte Bemühen, den Patienten trotz Krise in seiner häuslichen Lebenssituation zu belassen.

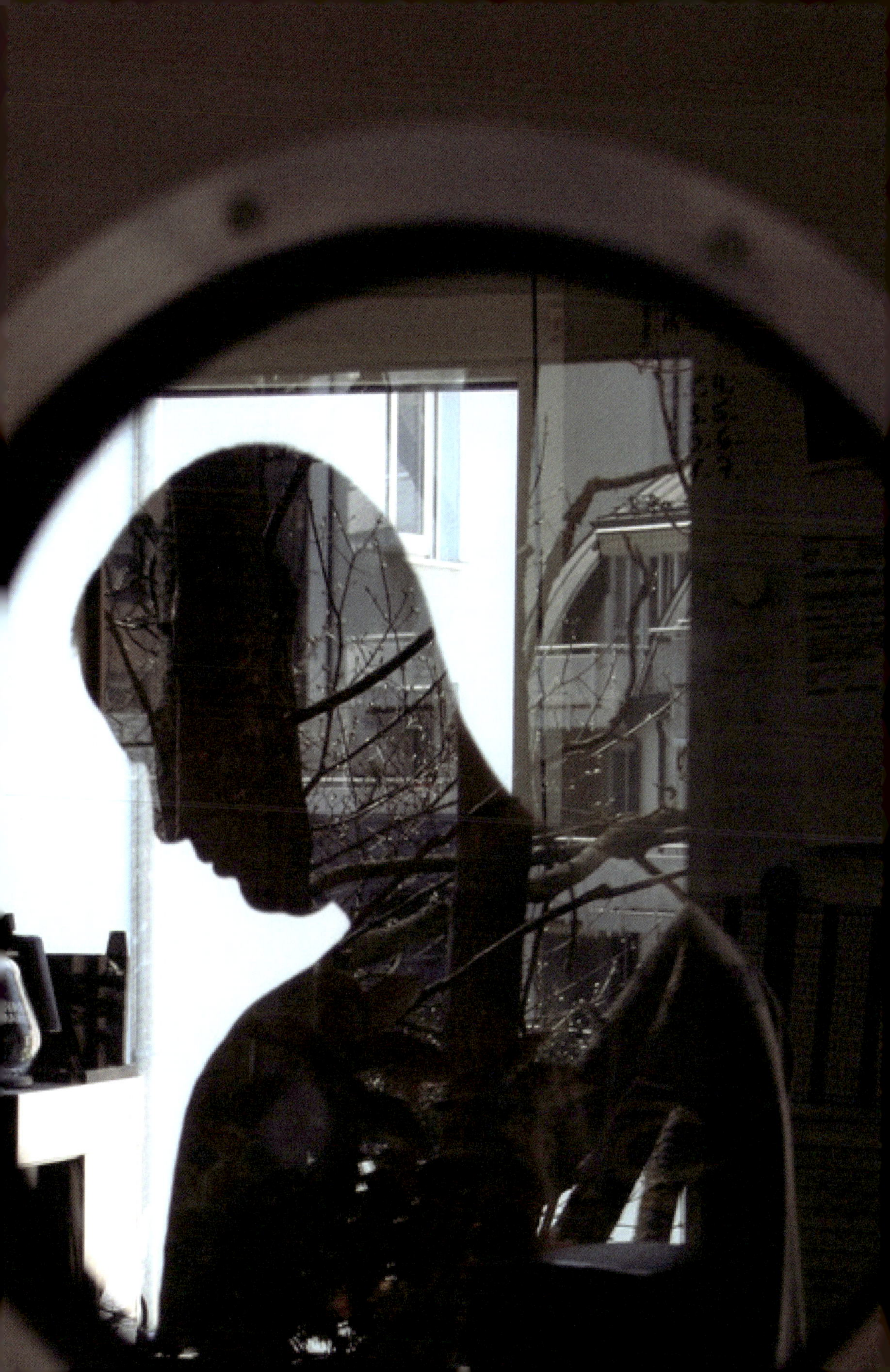

EIN GANZ BESONDERER SCHUTZRAUM: DIE KRISENSTATION

Kommentar

»In einer schweren seelischen Krise ist die übliche Akutstation eines psychiatrischen Krankenhauses der denkbar schlechteste Ort. Notwendig sind ambulante mobile Krisendienste, die zunächst in der Konfliktsituation zu klären und zu helfen suchen. Notwendig sind Schutzräume, Krisenbetten, Weglaufhäuser außerhalb von psychiatrischen Kliniken und Abteilungen. Innerhalb und außerhalb sollten Behandlungseinheiten für akute Krisen nicht mehr als 8 bis 12 Betten haben. In jedem Fall sollte der Ort überschaubar, freundlich und vertrauenerweckend gestaltet sein. Von SOTERIA gilt es überall zu lernen. – Die Wahl des Krisenortes sollte frei sein; die Grenzen zwischen Privatheit und Klinik können fließen: Betreuung in der Klinik durch Freunde oder zuhause durch Profis.«

aus Wittenberger Thesen (1995), aufgestellt auf der DGSP-Tagung „Das erste Mal...Ersterfahrungen in und mit der Psychiatrie"

Bei etwa der Hälfte der Menschen, die das Atriumhaus in einer akuten psychischen Krise aufsuchen, empfehlen wir trotz unseres Leitgedankens „ambulant vor stationär" nicht, die Krise ambulant zu meistern. Wenn akute Suizidalität oder die Gefährdung anderer im Raum stehen oder wenn das Maß an Desorganisation, Verzweiflung oder Angst beim Betroffenen zu groß ist, sorgen im Atriumhaus unmittelbar verfügbare stationäre Krisenbetten für kurzfristige Entlastung.

Die Behandlungszeit in der stationären Krisenintervention ist immer begrenzt; zehn Tage sind es im Falle der Krisenstation im Atriumhaus. In dieser Zeit findet eine intensive, sich entschieden auf die aktuelle Krise konzentrierende Behandlung statt. In diesem Zeitrahmen lassen speziell in Krisenintervention geschulte Mitarbeiterinnen aus Pflege, Sozialpädagogik, Kreativtherapien, Körper- und Bewegungstherapie, Psychotherapie und Psychiatrie der Patientin eine engmaschige, auf ihre individuelle Problemlage abgestimmte Therapie zukommen.

INTENSIVTHERAPIE IN EINEM WENIG INSTITUTIONELLEN RAHMEN

In ihrer Struktur und ihrem Charakter ist die Krisenstation des Atriumhauses mit 15 Behandlungsbetten, verteilt auf zwei Etagen klein und überschaubar. Dass die Räumlichkeiten wenig an eine Klinik erinnern, steht den Überlegungen zum Milieu der Station nicht im Wege. Im Gegenteil: es vermeidet, was einen „Klinikcharakter", den viele Menschen in der Krise eher fürchten und ablehnen, ausmacht. So gibt es keine Klinikbetten und keine kahlen weißen Wände. Das Mobiliar ist aus freundlichen Materialien, wohnlich, bequem, einfach. Viel Holz, Farben und warmes Licht vermitteln Geborgenheit.

Dem wenig klinischen Erscheinungsbild der Krisenstation steht ein therapeutisches Programm gegenüber, das auf hohem fachlichem Niveau eine besondere Art psychiatrisch-psychotherapeutischer Intensivbehandlung anbietet. Die therapeutischen Maßnahmen der Krisenintervention setzen unmittelbar und sofort nach Aufnahme des Patienten ein, auch wenn es abends ist oder Wochenende. Aus dem Pool an therapeutisch verfügbaren Methoden und Möglichkeiten erhält jede Patientin das an Unterstützung, was sie aktuell zur Behandlung und Bearbeitung ihrer spezifischen Krise braucht. Die Atmosphäre, in der die Behandlungen stattfinden bietet Ruhe, Schutz, Geborgenheit und Sicherheit. Für jeden Patienten ist genügend Zeit vorhanden. Die Abläufe auf der Station sind klar strukturiert und für die Patientin und ihre Angehörigen nachvollziehbar.

Information

»Wirkfaktoren

Im kurzfristigen Milieuwechsel – ein stationärer Krisenaufenthalt kann nicht im Voraus geplant werden – liegt eine, oft die entscheidende Chance zum Perspektivwechsel für den Betroffenen. Das oft dramatisch eskalierte oder quälend verstrickte Krisenszenario wird entaktualisiert, der/die Betroffene kann sich dadurch von der Krisensituation distanzieren und seine Wünsche und Möglichkeiten von einem anderen Standpunkt aus reflektieren. ›Entlastung‹ ist einer der wichtigsten, immer wieder genannten Wirkfaktoren – es ist, als würde die Last der Krisensituation beim Betreten der Station für kurze Zeit abgelegt; gerade lang genug, um neue Kraft zu schöpfen. Das stationäre Setting soll diese Regression im Dienste der persönlichen Ressourcensuche unterstützen; durch menschliche Nähe und zwischenmenschliches Miteinander; Alltagsstrukturierung und den ›Service‹ der Befriedigung basaler Bedürfnisse: ein gemachtes Bett; frisch gekochten Tee; regelmäßige Mahlzeiten; freundliche Menschen, die ungefragt nach einem sehen.«

Gabriele Schleuning, Susanne Menzel (2007), S.321

SICHER UND GEBORGEN BEI OFFENER TÜR

Die „offene Tür" war von Anfang an Dreh- und Angelpunkt des Konzeptes. Eine Alternative wäre aber auch baulich nicht möglich gewesen. Zu verwinkelt und kleinräumig blieb die Architektur dieses 1970er-Jahre-Hotels; trotz mancher Wände, die entfernt wurden, um ein Mindestmaß an „Überblick" zu erzielen. Vor allem für die Mitarbeiter, die aus ihrer bisherigen Tätigkeit im „Mutterhaus", dem Bezirkskrankenhaus Haar, oder anderen psychiatrischen Krankenhäusern an die Möglichkeit der geschlossenen Tür und die Einsehbarkeit von „Wachbereichen" gewöhnt waren, stellte diese räumliche Situation zunächst eine erhebliche Verunsicherung dar, die viele Diskussionen auslöste. Dennoch wichen wir nicht von dieser Vorgabe ab.

Weitgehende Alltagsnähe sollte unbedingt auch das stationäre Setting der Krisenintervention bestimmen. Deshalb blieb und ist die Tür der Krisenstation des Atriumhauses immer offen. Zutiefst würden dem Krisengedanken geschlossene Türen widersprechen, die beiden Seiten Verantwortung abnehmen bzw. absprechen. Vertrauen, nicht Macht soll Sicherheit und Klarheit bieten. Zudem stellt die offene Tür eine Verpflichtung für die Mitarbeiterinnen dar, sich nicht auf eine äußere Form zu verlassen, sondern jederzeit in Beziehung zu sein.

Und wenn es aus Gründen, die meist in der Selbst- oder Fremdgefährlichkeit eines seelischen Ausnahmezustandes liegen, gar nicht anders geht, versucht die Therapeutin dem Patienten zu vermitteln, dass es vorübergehend keine andere Lösung gibt als die Verlegung in eine geschützte Abteilung, eine Situation, die nicht häufig vorkommt.

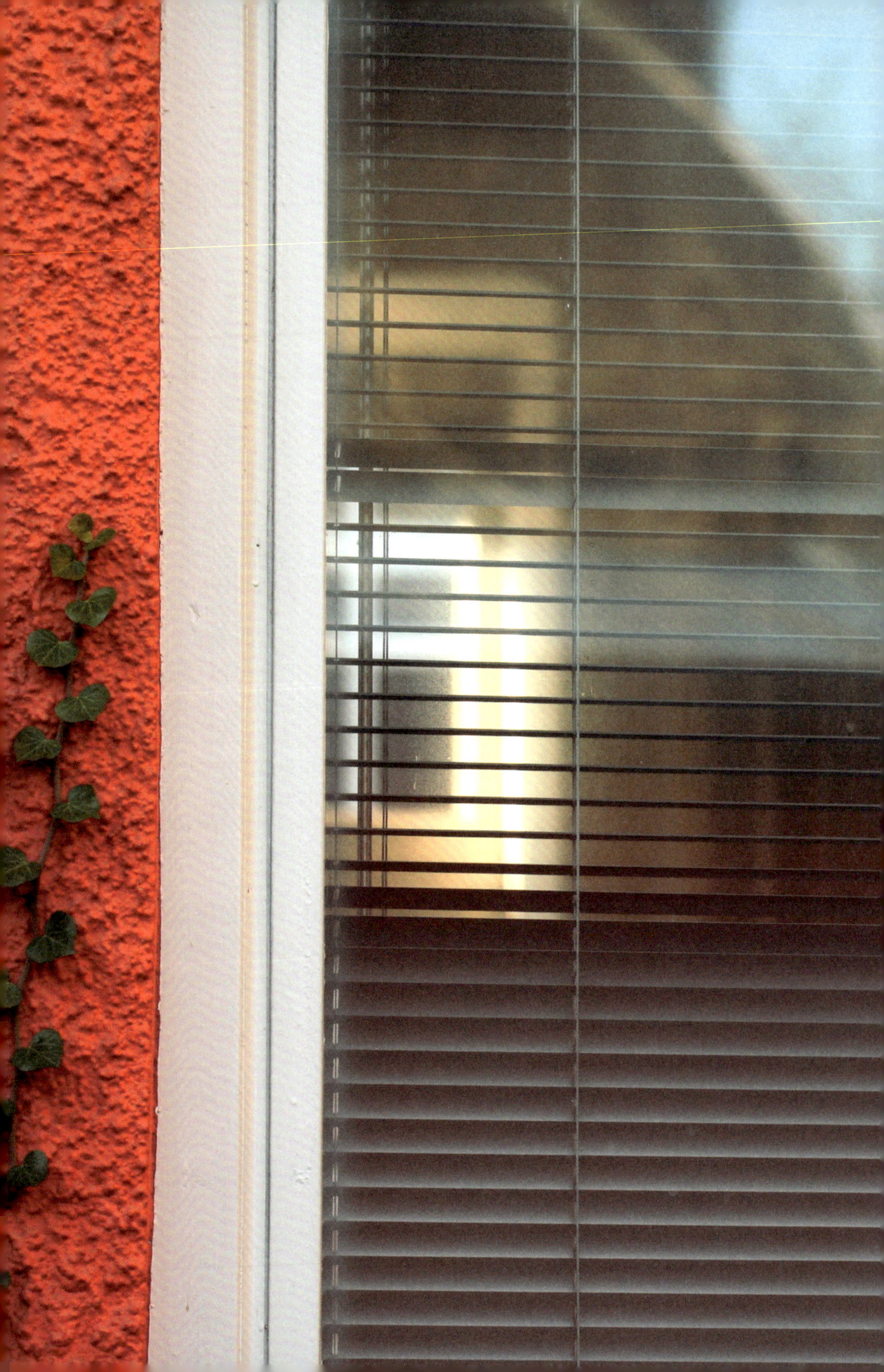

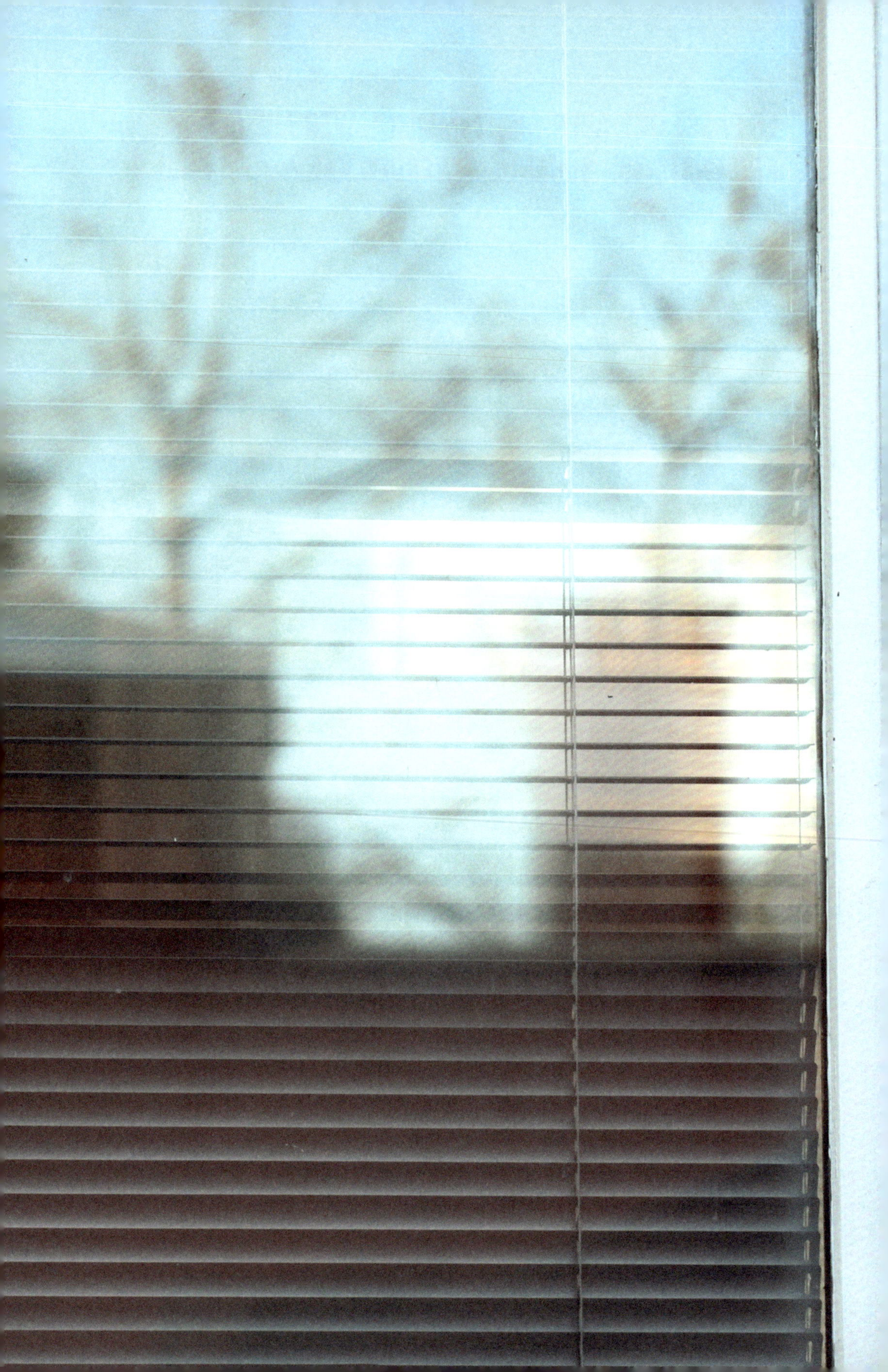

ES PASST OFT, ABER NICHT IMMER – WER AUF DER KRISENSTATION BEHANDELT WERDEN KANN

Information

»Ein Aufenthalt auf einer Krisenstation ist zu erwägen, wenn

- *eine psychische Problematik als akute Krise zu beschreiben ist,*
- *die Bewältigungskompetenzen des Betroffenen dabei bereits soweit versagt haben, dass eine Rückkehr nach Hause nicht mehr verantwortet werden kann bzw.*
- *eine Distanzierung aus der häuslichen Situation als potenziell entlastend eingeschätzt wird,*
- *sich ein sinnvolles Ziel für den Kurzaufenthalt eingrenzen und formulieren lässt und*
- *der Betroffene zu minimaler Kooperation bereit und in der Lage ist.«*

Gabriele Schleuning, Susanne Menzel (2007), S.317

Nicht die psychiatrische Diagnose ist ausschlaggebend dafür, ob eine Patientin auf der Krisenstation behandelt werden kann. Auch sind es nicht die Art der Krise oder die Ursachen und Hintergründe der krisenhaften Zuspitzung. Entscheidendes Kriterium, ob eine Behandlung auf der Krisenstation als sinnvoll und angezeigt erachtet wird sind die Schutzbedürftigkeit des Betroffenen bei einer gleichzeitig erhaltenen Mindestfähigkeit, in Kontakt zu treten, sowie die Möglichkeit, gemeinsam einen therapeutischen Fokus für eine maximal zehntägige Aufenthaltszeit zu formulieren.

»Gerade für Menschen, für die der Aufenthalt den ersten Kontakt zum psychiatrischen Hilfesystem darstellt, ist der ›weiche‹, niederschwellige Einstieg, den eine Krisenstation bietet, günstig, um sich nicht ›gleich so krank‹ zu fühlen. Einer frühen Chronifizierung, ausgelöst durch Gefühle von Hilflosigkeit, Verunsicherung und sozialer Stigmatisierung, v.a. für Menschen mit einer Psychose-Diagnose, kann so vorgebeugt werden. Auch für Menschen, die nur einmal im Leben psychisch dekompensieren, kann eine Krisenstation, die nicht wie eine klassische Klinik wirkt und deren Inanspruchnahme mit keiner allzu großen Stigmatisierung einhergeht, eine willkommene Zuflucht sein. Und psychiatrisch langzeiterkrankte Patienten, die aufgrund ihrer besonderen Verletzlichkeit immer wieder in Krisen geraten, wünschen sich ebenso einen geschützten Ort, der unkompliziert und mit geringem organisatorischem Aufwand zu erreichen und wieder zu verlassen ist.«

Gabriele Schleuning, Susanne Menzel (2007), S.317

Besondere Berücksichtigung – das war unser Anliegen allerdings von Beginn an - sollen Menschen mit schweren seelischen Erkrankungen im Programm der Station finden. So will das niedrigschwellige stationäre Kurzzeitangebot gerade Menschen mit wiederkehrenden Krankheitsepisoden einen möglichst frühen Behandlungsbeginn bei einer sich anbahnenden Verschlechterung erleichtern. Zuspitzungen sollen dadurch gemildert werden, und es soll verhindert werden, dass aus einer Krise eine erneute längerdauernde Krankheitsphase wird.

An ihre Grenzen stößt die Krisenstation bei Menschen in erheblichen Erregungszuständen mit akuter Selbst- oder Fremdgefährlichkeit, für die der Rahmen und das Gespräch als Stütze und Schutz nicht ausreichen; bei Menschen mit akuter Suizidalität, wenn diese auch durch kurzfristige Absprachen und engmaschige persönliche Kontakte nicht beherrscht werden kann; bei Patientinnen mit gravierenden körperlichen Begleiterkrankungen (hier fehlt die Anbindung der Krisenstation an ein somatisches Krankenhaus) sowie bei Patienten mit primären Suchterkrankungen und/oder akuter Entzugssymptomatik.

CHANCEN UND RISIKEN DER KNAPP BEMESSENEN ZEIT

Die Begrenzung der stationären Behandlungsdauer auf höchstens zehn Tage gehört zu den Eckpfeilern des Konzepts. Warum? Trotz seelischer Krise soll der Betroffene so kurze Zeit wie möglich aus seinem gewohnten Lebensumfeld herausgenommen werden, regressive Tendenzen, sich in eine passive Patientenrolle zu begeben sollen verhindert werden und die Patientin soll Ermutigung finden, trotz seelischer Beeinträchtigung den Alltag in gewissem Umfang zu meistern; vorausgesetzt natürlich, der aktuelle Zustand und die Umstände im persönlichen Umfeld, beispielsweise die Belastung der Angehörigen, lassen dies zu.

Über die Zeit, mit jährlich etwa 700 Patientinnen auf der Krisenstation des Atriumhauses haben sich weitere Vorteile der zeitlichen Begrenzung gezeigt: Die wegen der kurzen Behandlungsdauer unumgängliche Aufgabenteilung zwischen Krisen- und Weiterbehandlung fördert ein Ordnen der Konflikte, und das Wissen um zeitliche Begrenzung ist beruhigend für Patienten, die einer stationären Aufnahme ambivalent gegenüberstehen.

»Der junge Mann sitzt ruhig mit entrücktem Blick, offenbar in seine eigene Welt versunken am Esstisch vor dem Stationszimmer. Seine innere Wirklichkeit hatte sich in den letzten Tagen und Wochen immer mehr von der seiner Familie, seiner Freunde wegentwickelt. Dabei wechselten intensiv erlebte innere Bilder, in die er vollkommen eingetaucht zu sein schien, mit Orientierungsversuchen in der für ihn fremd gewordenen Realität der anderen. Zu viele Gedanken und Aspekte der Wirklichkeit in seinem Kopf ließen ihn oftmals in Ratlosigkeit verharren, die von kurzfristigen, impulsiven Entscheidungen für das eine oder andere durchbrochen wurde.

Nach langem Drängen der Eltern in ihrer Besorgnis um ihn und der Empfehlung der Mitarbeiter der Ambulanz zu einer stationären Behandlung lässt er sich nun etwas teilnahmslos sein Bett und die Räumlichkeiten der Krisenstation zeigen.

Vor dem bald darauffolgenden ersten Gespräch mit seinem Bezugstherapeuten hatte das Für und Wider seines Aufenthaltes hier ihn wohl bereits einige dutzende Male beschäftigt. Eine gewisse Sympathie, die er für seine Bezugsperson zu empfinden schien, beruhigte ihn für den Augenblick und konnte ihn vorübergehend für die Idee, noch einen weiteren Moment hier zu bleiben, gewinnen. Dem Vorschlag Medikamente zu nehmen, um sich wieder besser in der Welt orientieren zu können, stand er unvoreingenommen gegenüber und dies hatte wohl für ihn im Moment keine große Bedeutung. Größere Aufmerksamkeit forderten von ihm die Schatten, die er während der Unterhaltung in den Sesseln verschwinden sah.

In den nächsten Stunden und Tagen suchte er immer wieder das Gespräch mit seiner Bezugsperson, um seine Zweifel und Unsicherheiten mitzuteilen. Die Möglichkeit jederzeit gehen zu können, mit der Zusicherung auch wieder kommen zu dürfen festigte sein Vertrauen und das wiederholte gemeinsame Besprechen der unterschiedlichen Möglichkeiten und das verständige Nachvollziehen seiner inneren Ratlosigkeit formte sich für ihn zu einem festen Bezugspunkt in der Wirklichkeit.

Nach neun Tagen Aufenthalt fühlte er sich immerhin so weit geordnet, dass er und seine Eltern gemeinsam eine Rückkehr nach Hause beschlossen. Die Behandlung konnte nun ambulant fortgeführt werden.«

Edith Köhler, aus einem Jahresbericht des Hauses

INDIVIDUELLES PROGRAMM UND THERAPEUTISCHE GEMEINSCHAFT

Egal um welche Tageszeit oder um welchen Tag der Woche es sich handelt, die stationäre Krisenbehandlung beginnt sofort nach Aufnahme. Innerhalb der ersten Stunde erhält die Patientin ihr „Behandlungstandem“: einen persönlichen Therapiebegleiter und eine behandelnde Ärztin. Und gleich in den ersten Begegnungen erfolgt gemeinsam, oft auch unter Einbeziehung naher Angehöriger oder Mitbetroffener, die Verständigung auf das krisenbezogene Behandlungsziel, den sogenannten Fokus.

Bei aller Verschiedenheit der Krisen und der individuellen Behandlungsinhalte sind die Schritte der stationären Krisenbehandlung ähnlich denen in der ambulanten Krisenintervention:

- *Entlastung, Distanzierung und Entspannung*
- *Aufbau einer Behandlungspartnerschaft; Einbeziehen von Angehörigen*
- *Reflexion des Krisenanlasses*
- *Diagnosestellung, Information und Psychoedukation*
- *Entwicklung eines persönlichen Erklärungsmodells für die Krise und Integration in Selbstbild und Lebenskontext*
- *Überprüfung und, wenn nötig, Modifikation von Bewältigungsstrategien*
- *Realitätstraining im schützenden Rahmen der Station*
- *Erarbeitung eines individuellen Krisenplans für zukünftige Krisensituationen*

Die entscheidenden Unterschiede zur ambulanten Krisenintervention liegen in der Intensität der Behandlung, im „Schutzraum" der Station und in einem therapeutischen Milieu, welches eine positive Gemeinschaftserfahrung ermöglicht.

Dabei spielt das Milieu eine besondere Rolle. Es ist geprägt von einer vertrauensvollen Atmosphäre, einem strukturierten Tagesablauf mit täglich wiederkehrenden gemeinsamen Aktivitäten und einer partnerschaftlichen, wenig hierarchischen Form der Kommunikation zwischen Patient, Mitpatientinnen und Team.

Bezüglich ihrer therapeutischen Wirkung nicht zu unterschätzen sind in diesem Zusammenhang auch die informellen Treffen, ist der Austausch der Patienten untereinander: zu den Mahlzeiten, zu gemeinsamen Spielen, Spaziergängen, Diskussionen. Aus einer Gruppe verschiedener Menschen in unterschiedlichen Lebens- und Krisensituationen wird für kurze Zeit ein therapeutisches Miteinander, eine Lerngemeinschaft, die den einzelnen in die Gruppe stellt, in der es dann um das gegenseitige Wahrnehmen, das Erproben von Partnerschaftlichkeit und das füreinander Sorgen geht. Bei allen Anforderungen, die diese von mancher Seite als kritisch betrachtete „Durchmischung" an Mitarbeiterinnen und Patienten stellt, sie fördert Kommunikation und Integration, sozialen Vergleich und stellvertretende Hoffnung, Krisenverständnis und Neubewertung belastender Aspekte, Selbstwahrnehmung und Selbstausdruck, Ressourcensuche und Selbsterprobung, Aktivierung und Spaß.

i Information

»In der Wahrnehmung von Patienten wie Mitarbeitern spielt sich der therapeutische Alltag auf der Krisenstation oft zwischen zwei Polen ab: Schutzraum und Geborgenheit stehen Aktivierung und Struktur gegenüber, neben Distanzierung und Entlastung vom Alltag geht es auch um Alltagsnähe und Normalisierung. Kontakt, Beziehung und Nähe entsteht im deutlichen Bewusstsein von baldigem Abschied und Trennung. Die Fokussierung auf das Thema der Krise ist eingebettet in die eventuell belastenden Themen und Konflikte der allgemeinen Lebenssituation und der Lebensgeschichte, die, falls erforderlich, in einer Langzeitbehandlung reflektiert werden.«

Susanne Menzel (2004), S. 349

Den Vorteilen und Chancen stehen trotz allem die allgemeinen Risiken einer stationären Behandlung gegenüber: Der geregelte Tagesablauf mit seinen Ritualen, die ständige Verfügbarkeit eines Ansprechpartners, das Abgeben von Verantwortung, aber auch die Begegnungen mit anderen schwierigen, zum Teil tragischen Lebensgeschichten. All das kann dazu verleiten, sich zu sehr mit der Rolle eines Kranken zu identifizieren, birgt das Risiko zum Erlernen von Hilflosigkeit, fördert das Abgeben von Selbstständigkeit und Eigenverantwortung.

Um diesen Risiken entgegenzuwirken, wird vom ersten Behandlungstag an der Abschied von der Krisenstation und das Wiederanknüpfen an den unterbrochenen Lebensrhythmus im eigenen Zuhause thematisiert.

ZEHN TAGE SCHUTZRAUM – UND DANACH?

Kommentar

»Wie jede Station birgt auch die Krisenstation (diese vielleicht sogar in besonderer Weise durch das hohe Maß an persönlicher Zuwendung) ein Risiko zum ›Erlernen von Hilflosigkeit‹, zum Abgeben von Verantwortung, in sich. Das Kliniksetting mit den ihm eigenen Ritualen und die oft schwerwiegenden Diagnosen, mit denen sich die Patienten konfrontiert sehen, können dazu führen, dass Menschen sich schnell auf die Krankenrolle festgelegt fühlen. Nicht zuletzt kann die oft verblüffend rasche Entschärfung einer Krisensituation durch die räumliche Distanz und den beschützenden, strukturierenden stationären Rahmen die Illusion einer echten Veränderung hervorrufen und so das intensive Nachdenken über bestehende Probleme und mögliche Verbesserungen der Lebenssituation erschweren. Alle diesen Gefahren wirkt die kurze Aufenthaltsdauer mit der Notwendigkeit, sich nach nur wenigen Tagen in die Alltagssituation zurückzubegeben, entgegen. Vom ersten Behandlungstag an wird der Abschied aus dem stationären Schutz und das Wiederanknüpfen an den unterbrochenen Alltag antizipiert und in allen Gesprächen thematisiert. Für Mitarbeiter wie Patienten stellt allerdings der absehbare Beziehungsabbruch nach vorher erfolgtem intensiven Beziehungsaufbau mitunter eine emotionale Zerreißprobe dar. Keine Versprechungen an die Beziehung zu machen, die mit Sicherheit nicht eingehalten werden können, und dabei stets voller Wärme und mit echtem Interesse auf neue Patienten zuzugehen, stellt hohe Anforderungen an die soziale Kompetenz der Mitarbeiter. In gleicher Weise schätzen wir die Fähigkeit der meisten Patienten, sich vertrauensvoll auf das Therapieangebot einzulassen, immer in dem Wissen, dass die Behandlung in wenigen Tagen beendet sein wird.«

Susanne Menzel (2004), S. 350

Nicht für alle Patientinnen reicht die 10-tägige intensive stationäre Behandlungszeit aus. Für manche kann die Krisenstation eine überbrückende Hilfe sein bis zu einer eventuell schon geplanten längeren stationären Behandlung, z.B. auf einer psychotherapeutischen Spezialstation. Hier kann die Zeit auf der Krisenstation zur Vorbereitung oder zur Motivationsförderung genutzt werden.

Insgesamt ist die Umsetzung einer so kurzen stationären Behandlungsdauer sowohl grundsätzlich als auch im Einzelfall nur möglich, wenn die stationäre Krisenintervention eingebettet ist in einen längerfristigen Behandlungskontext. Dazu müssen ergänzende und weiterführende Angebote wie Ambulanz, Tages- oder Nachtklinik, unkompliziert und nahtlos zur Verfügung stehen.

ZWISCHEN AMBULANT UND STATIONÄR – DIE TAGESKLINIK

Hintergrund

»In der Tagesklinik sind Therapie und gleichzeitige Teilnahme am sozialen bzw. Familienleben obligatorisch. Der Patient lebt und verbleibt in seiner sozialen Welt, was sinnvoll und erstrebenswert ist ...

Wer tagesklinisch behandelt, betreibt ›In-Vivo-Therapie‹ und kommt nicht umhin, den Transfer der Therapie in das reale Leben einzubeziehen ...

Ganz besonders logisch für die Versorgung psychisch Kranker ist die Idee, zwischen den einzelnen Stufen (Intensitäten) der Behandlung Übergänge zu schaffen. Es ist nicht allein persönliche Kontinuität wichtig, sondern auch ein kontinuierliches Anwachsen oder Decrescendo der Behandlungsintensität oder anders gesprochen der Konfrontation mit der Lebensrealität ...

Die Tagesklinik diente seit je als Schrittmacher in der psychiatrischen Versorgung. Wenn man sich fragt, was denn eigentlich für Psychiater und vor allem auch für Bürger sichtbar gemacht hat, dass man auch schwer und chronisch psychisch Kranke außerhalb von ›Anstaltsmauern‹ betreuen kann, dann sind dafür in Deutschland im Wesentlichen die Tageskliniken der siebziger Jahre verantwortlich. Heute erschließen sich Tageskliniken neue Patientengruppen ...«

Bernd Eikelmann (1999), S.155

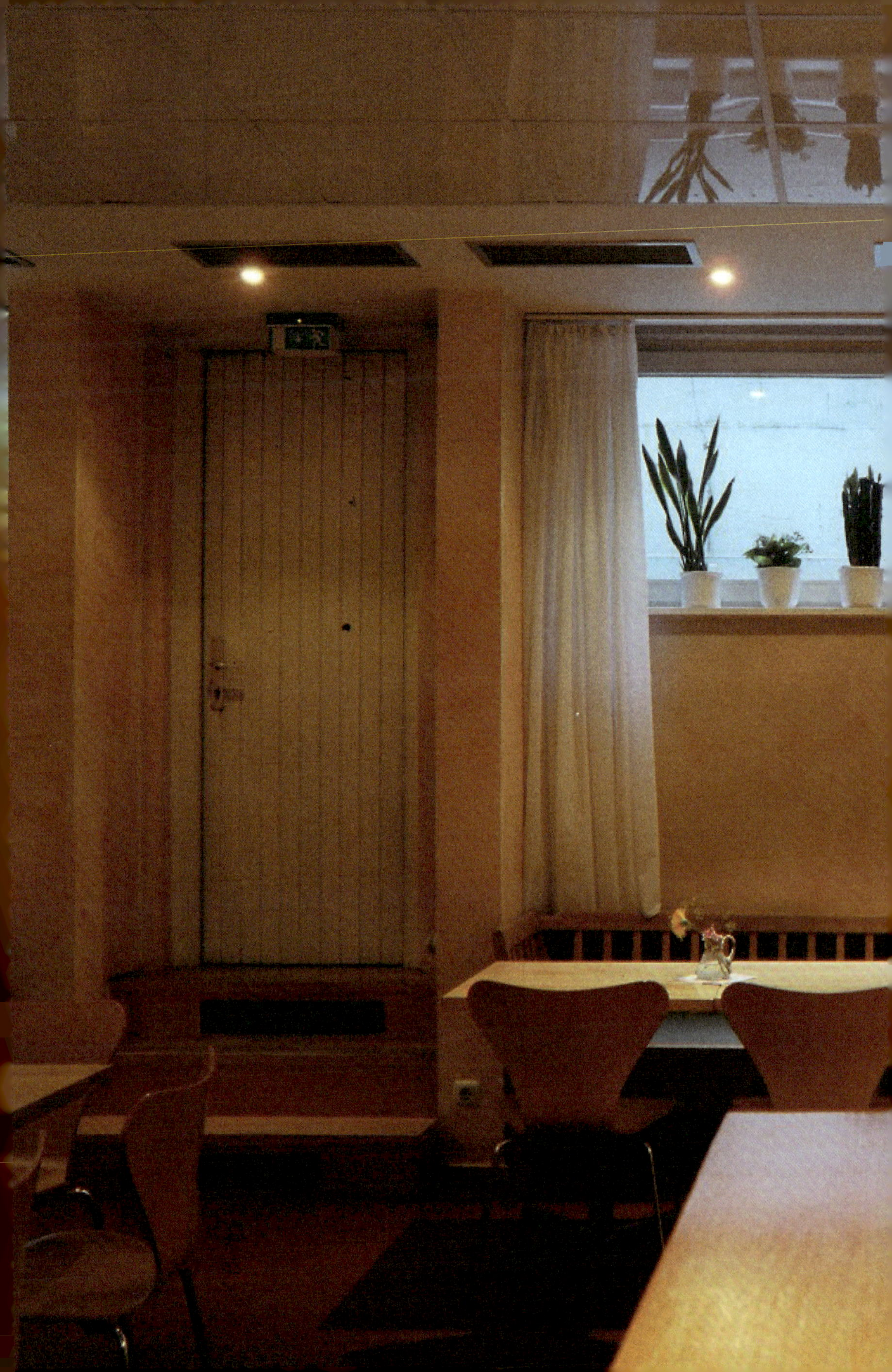

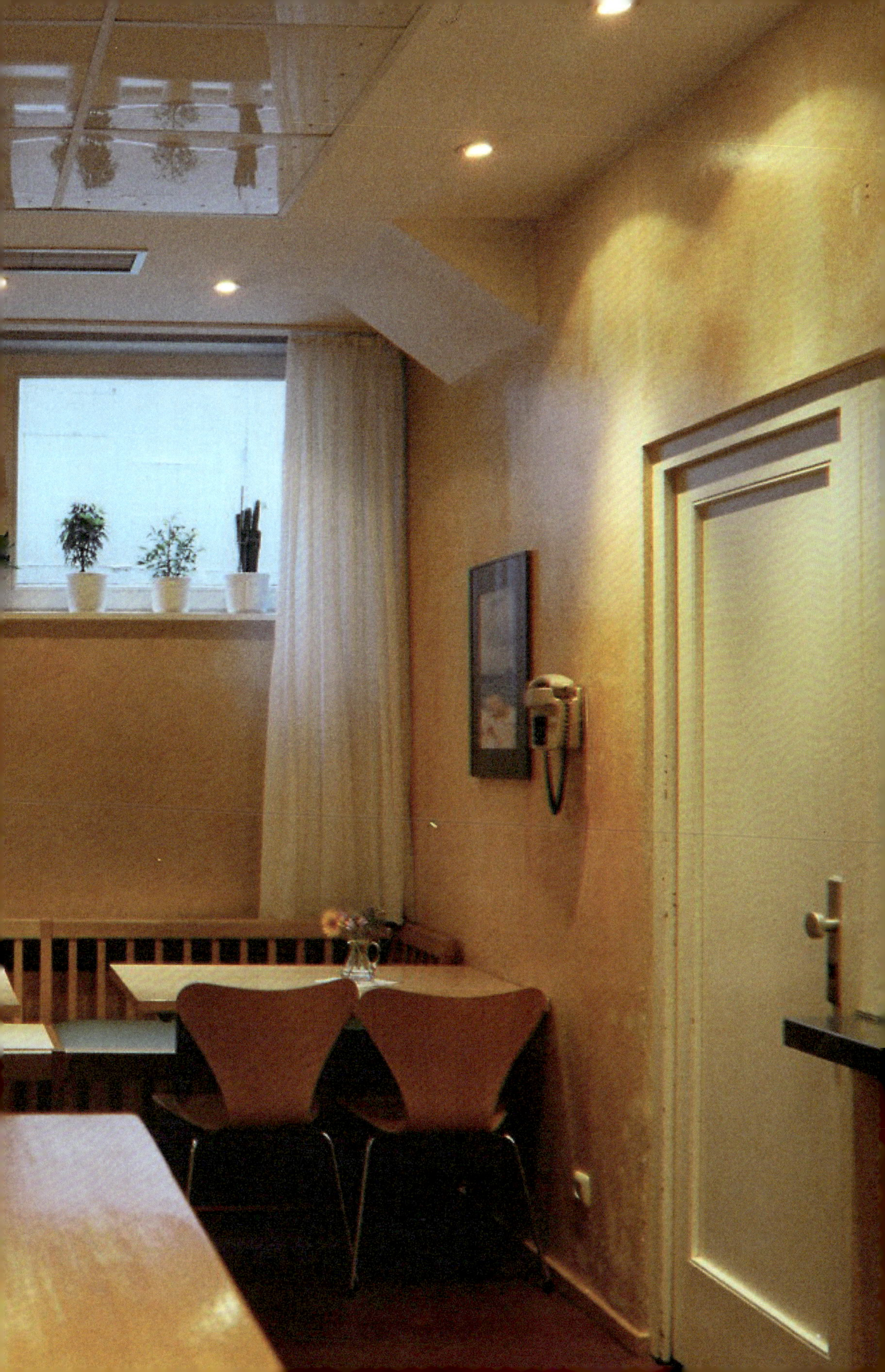

EIN BAUSTEIN WIRD MODERNISIERT

Als das Atriumhaus 1994 als psychiatrisches Krisenzentrum eröffnete, hatten Tageskliniken in Deutschland eine junge Geschichte. Sie waren, wie die Tages- und Nachtklinik, in deren Räumen dann später das Krisenzentrum seinen Ort fand, in den siebziger Jahren des letzten Jahrhunderts entstanden. Neue, sowohl sozialtherapeutische als auch medikamentöse Behandlungsmöglichkeiten auch für Menschen mit schweren psychischen Erkrankungen, sowie ein kritisches Bewusstsein über die missliche Versorgungslage in den psychiatrischen Großkrankenhäusern hatten den wesentlichen Anstoß zu ihrer Gründung gegeben.

Beim Start des Atriumhauses mit seiner neuen Bestimmung war zunächst nicht daran gedacht, die vorbestehende Tages- und Nachtklinik in das neue Konzept einzubeziehen. Im Gegenteil: Um Raum zu schaffen für die Krisenstation, musste zumindest die Nachtklinik geschlossen werden. Und die Tagesklinik? Sie konnte durch Hinzunahme von Räumlichkeiten in der Nachbarschaft weiterbestehen, führte jedoch neben den neuen Einheiten zur Krisenbehandlung zunächst ein wenig beachtetes Schattendasein.

Eine Zuweisung von Menschen mit akuten Krisen in die Tagesklinik war undenkbar. Zu lange waren die Wartezeiten bis zu einer möglichen Aufnahme, zu eng die Indikationskriterien, zu starr die Therapieprogramme, zu lange die Behandlungszeiten. Zu den neuen Bausteinen des Hauses passte dieses Konzept nicht.

Andererseits suchten immer wieder Menschen in akuten Krisen das Atriumhaus auf, für die ambulante Krisentermine nicht ausreichten, für die aber ein Rund-um-die-Uhr-Aufenthalt auf der Krisenstation, auch wenn dieser auf zehn Tage begrenzt war, nicht erforderlich oder wünschenswert erschien bzw. von den Betroffenen nicht angenommen wurde.

Hier eine Zwischenstufe psychiatrischer Krisen- bzw. Akutbehandlung anzubieten, die in Programm und Milieu einer stationären Therapie nahekommt, dem Betroffenen aber gleichzeitig den Verbleib im häuslichen Milieu lässt und mehr Zeit gibt als die zehn Tage auf der Krisenstation, zeigte sich immer mehr als Option.

Allerdings waren dazu umfangreiche Veränderungen des bisherigen Tagesklinik-Konzeptes erforderlich: Rasche Aufnahmen und sehr flexible, auch kurze Aufenthaltszeiten mussten möglich sein, die Tages- und Wochenpläne waren individuell und flexibel zu gestalten, und schließlich war zu gewährleisten, dass den in der Tagesklinik behandelten Krisen- und Akutpatientinnen auch außerhalb der regulären Therapiezeiten Hilfe bei Bedarf zur Verfügung steht.

Eine Fülle an Veränderungsmaßnahmen, letztlich auch baulicher Art folgte, um schließlich mit einem auf Krisen- und Akutpatienten ausgerichteten Programm zu starten.

BEHANDLUNG IN „ZWEI WELTEN“

Die neue Tagesklinik eröffnete einer bestimmten Gruppe von Krisen- und Akutpatientinnen die Chance einer Behandlung in „zwei Welten“: tagsüber in der Klinik, abends, nachts und am Wochenende zuhause. Dieses Doppelmilieu bietet für die therapeutische Arbeit Vorteile: zum einen die ständige Gegenwart der persönlichen Lebensbedingungen, die es in der Behandlung kennenzulernen und zu berücksichtigen gilt, zum anderen die Möglichkeit, Probleme direkt im Lebensumfeld anzugehen. So können in der Tagesklinik persönliche Stärken und Schwächen leichter erkannt werden als bei einer ambulanten oder stationären Behandlung, und angestrebte Veränderungen können direkt im Leben außerhalb des Krankenhauses erprobt werden. Häuslicher Alltag und Akutbehandlung gehen somit Hand in Hand.

KERNELEMENTE DER TAGESKLINISCHEN BEHANDLUNG

Neben dem zentralen Angebot der persönlichen Therapiebegleitung bietet die Tagesklinik sämtliche Bausteine, die zu einer umfassenden sozialpsychiatrischen Behandlung gehören: medizinisch-psychiatrische Behandlungsmaßnahmen, v.a. Psychopharmakatherapie, psychiatrische und psychotherapeutische Gespräche unter Einbeziehung von Angehörigen und Mitbetroffenen, milieu- und soziotherapeutische Hilfen und natürlich ein umfangreiches und differenziertes Gruppenprogramm mit Kreativwerkstatt, Kunsttherapie, Morgengymnastik, Unterstützung im Freizeitverhalten, computergestütztem kognitivem Trainingsprogramm, Psychose-Informationsgruppe, Gruppen zu Entspannung, Bewegung und Körperwahrnehmung.

Die Behandlungsdauer in der Tagesklinik beträgt meist mehrere Wochen. Neben der fokussierten Bearbeitung aktueller Krisen kann so – anders als in der ambulanten oder stationären Krisenintervention - auch auf tieferliegende Probleme, Verhaltens- und Erlebensmuster eingegangen werden. Großer Wert wird darauf gelegt, dass jede Patientin lernt, mit ihrer Erkrankung in ihrer eigenen Art zurechtzukommen und ganz persönliche Bewältigungsstrategien zu entwickeln. Selbstbefähigung und Hilfe zur Selbsthilfe sind Themen, an denen kein Patient vorbeikommt. Familie und soziales Umfeld werden, wann immer möglich, einbezogen.

PRAXIS

Da die Zeit in der Tagesklinik für die meisten Patientinnen letztlich doch nur ein kurzer Ausschnitt in einer längeren, vorwiegend ambulanten Behandlung ist, nimmt die Abstimmung mit den Vor- und Weiterbehandlern, aber auch mit den Angehörigen oder anderen Mitbetroffenen, einen großen Raum ein. „Helferkonferenzen" und die gemeinsame Suche nach geeigneter Unterstützung nach Entlassung sind, falls angezeigt und von den Betroffenen akzeptiert, fester Bestandteil des Programms.

In aller Regel verbringen Patienten nicht mehr Zeit in der Tagesklinik als ein Werktätiger in seiner Arbeit. Die übrige Zeit sind sie zuhause oder unterwegs. Natürlich bestehen die Probleme in dieser „therapiefreien" Zeit weiter, erscheinen außerhalb des Klinikrahmens oft sogar noch drängender.

Die Einbindung der Tagesklinik in das Grundgefüge des Atriumhauses bietet dafür ein Auffangnetz: außerhalb der Öffnungszeiten und am Wochenende leistet die Krisenambulanz jederzeit telefonische oder persönliche Unterstützung und wann immer nötig, kann zum Schutz auch ein Bett auf der Krisenstation in Anspruch genommen werden. Die Mitarbeiter der Ambulanz sind über tagesklinische Patientinnen, bei denen es zu krisenhaften Verschlechterungen kommen könnte, informiert; die Patientendokumentationen liegen zur Einsicht bereit. Die Patientinnen wissen dies und fühlen sich so auch in der therapiefreien Zeit der Tagesklinik nicht alleingelassen.

Und um den Übergang nach Hause zu erleichtern, erhält der Patient bei Entlassung aus der Tagesklinik das Angebot zu einigen ambulanten Folgeterminen bei seiner Bezugstherapeutin.

Stimme

»Nach kurzer Zeit hatten sich die Aufenthaltszeiten erheblich verkürzt. Das lag zum einen an unserem Bemühen, immer zusammen mit dem Patienten und den Vorbehandlern ein möglichst klares Therapieziel zu formulieren und dieses Ziel während des Aufenthalts stetig auf seine weitere Gültigkeit hin abzuklopfen, und das frühzeitige Denken an die ambulante Weiterbehandlung ruft immer wieder ins Bewusstsein, dass auch die tagesklinische Zeit nur ein kleiner Ausschnitt im Leben der Patienten ist und dass die hier begonnenen Entwicklungen im Rahmen der ambulanten Weiterbetreuung fortgeführt werden können, es also nicht darauf ankommt, Ziele hundertprozentig zu erreichen, sondern Entwicklungen anzustoßen.

... Ein solcher Behandlungsansatz stellt sehr hohe Anforderungen an die Mitarbeiter. Es gibt keinen einheitlichen Behandlungsplan mehr, keine homogene Patientengruppe, keine einheitlichen Behandlungsziele. Die Patientengruppe ist nicht mehr so geschlossen, die Fluktuation ist stärker, der Gruppenzusammenhalt geringer als früher. Dies verleiht den Einzeltherapeuten größeres Gewicht, seiner Fähigkeit, die Beziehung vertrauensvoll, empathisch und konfliktfähig zu gestalten, seiner Fähigkeit, ganz individuell auf die Wünsche und Bedürfnisse des jeweiligen Patienten einzugehen, einen Therapieplan mit ihr oder ihm zu erstellen, individuelle Therapieziele auszuhandeln. Braucht die Patientin Tanztherapie und Gesprächsgruppe, oder wäre Ergotherapie und Interaktionsgruppe sinnvoller? Solche und viele andere Fragen haben uns schon oft nach ›mehr Struktur‹ rufen lassen. Vielleicht würde etwas mehr davon uns tatsächlich guttun. Psychische Krisen und Erkrankungen, ihr Ausdruck, ihre Ursachen und Erfordernisse sind aber so individuell, jeweils so einmalig, dass uns alles, was wegführt von der Einzigartigkeit des jeweiligen einzelnen Patienten, als ein Rückschritt erschiene ...«

Erich Schiller (1998, unveröffentlichter Text)

BED AND BREAKFAST – DIE NACHTKLINIK

ETWAS IM ANGEBOT DES ATRIUMHAUSES FEHLTE

Mit Eröffnung des Atriumhauses als Krisenzentrum 1994 musste die vormals unter einem Dach mit der Tagesklinik bestehende Nachtklinik „geopfert“ werden. Das geschah mit einem lachenden und einem weinenden Auge. Die Krisenstation, die in den Räumlichkeiten der ehemaligen Nachtklinik ihren Platz fand, hatte Vorrang. Dennoch: die Schließung der Nachtklinik war ein Verlust. Wie hoch könnte doch weiterhin der Nutzen einer nachtklinischen Behandlungsphase im Anschluss an einen stationären Aufenthalt sein. Oder auch als Alternative zu einem solchen.

Die Erfahrungen in den neuen Kriseneinheiten des Atriumhauses bestätigten bald diese Einschätzung: In die Krisenambulanz kamen Patientinnen, die zwar noch in der Lage waren, tagsüber ihren gewohnten Tätigkeiten nachzugehen, für die es aber von Vorteil wäre, für eine gewisse Zeit ihr belastendes häusliches Milieu einzutauschen gegen einen Raum, der ihnen Schutz, Geborgenheit und therapeutische Hilfe gibt. Und auf der Krisenstation begegneten uns immer wieder mit Patienten, denen zwar nach einem kurzen stationären Aufenthalt ein tägliches stundenweises Erproben im gewohnten Lebensalltag zu empfehlen und zuzutrauen wäre, die aber noch deutlich mehr Unterstützung benötigten als ambulant machbar.

Ein Baustein des Atriumhauses fehlte. So kam 1999 die Chance gerade recht, in einem charmanten Häuschen nah am Atriumhaus wieder eine Nachtklinik zu eröffnen.

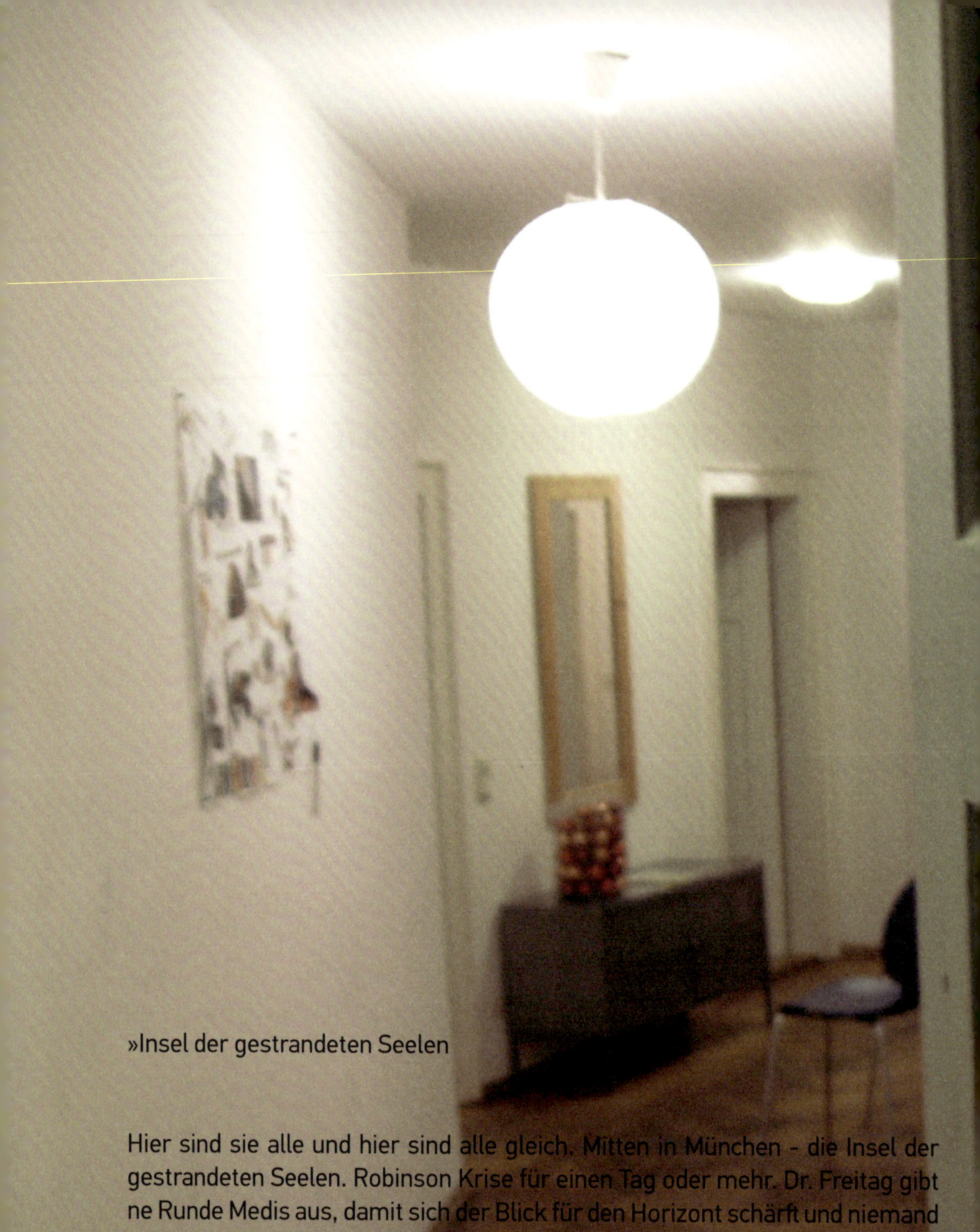

»Insel der gestrandeten Seelen

Hier sind sie alle und hier sind alle gleich. Mitten in München - die Insel der gestrandeten Seelen. Robinson Krise für einen Tag oder mehr. Dr. Freitag gibt ne Runde Medis aus, damit sich der Blick für den Horizont schärft und niemand vergisst, dass dies nur eine Insel ist. Du musst hier so lang schwimmen üben, bist du es bis zum Festland schaffst und dort lernst, dir ein Boot zu bauen. Und wenn nach Tagen, Wochen, Jahren ein neuer Sturm am Himmel steht?Denk an dein Boot – du kennst den Weg!«

Patrizia, in: von der seele schreiben, Schreibwerkstatt Atriumhaus 2014

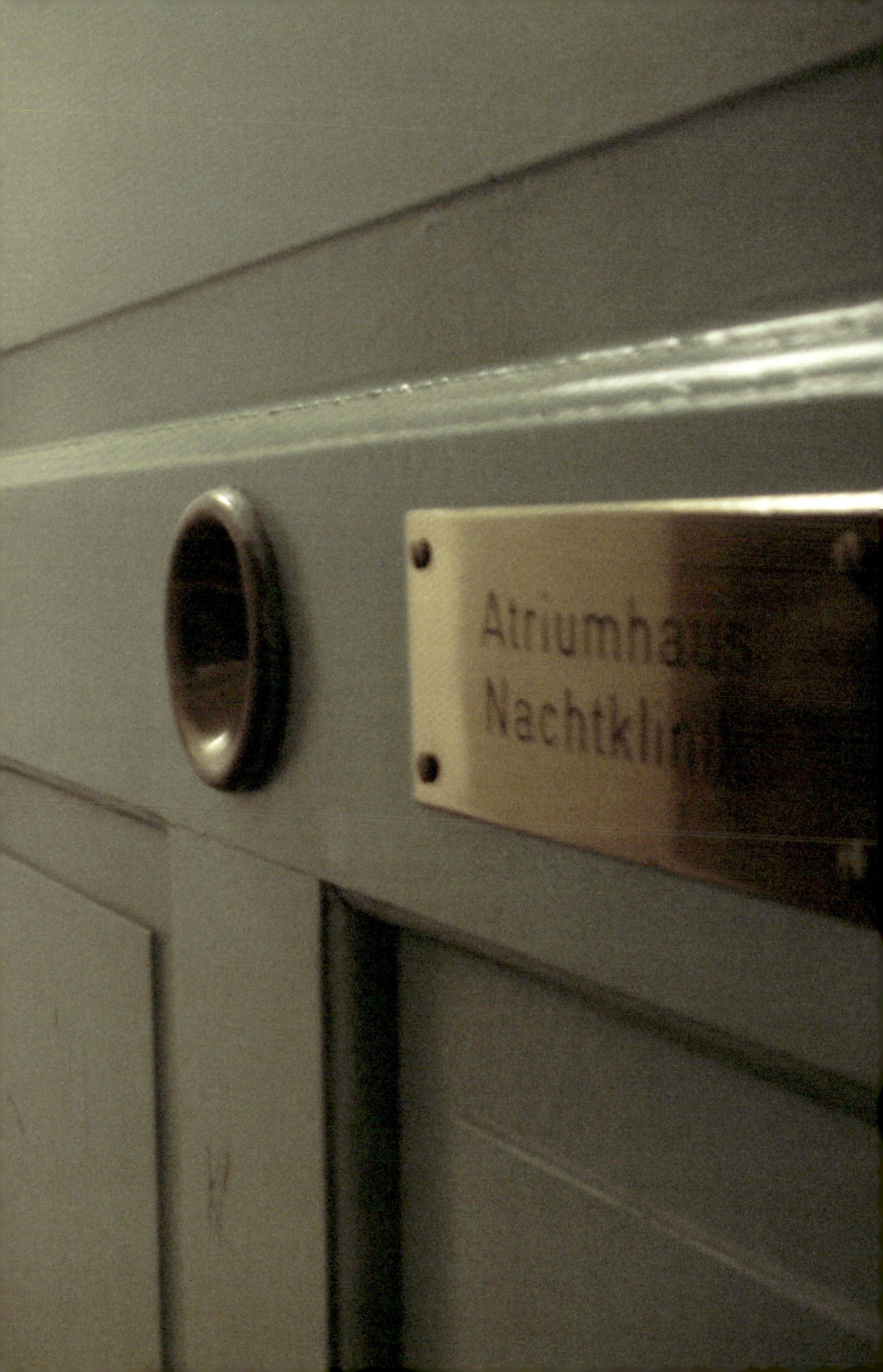
Atriumhaus
Nachtkli

TAGSÜBER IM ALLTAG, NACHTS IN DER KLINIK

Das Angebot der Nachtklinik im Verbund mit den neuen Einheiten des Krisenzentrums bewährte sich, der Bedarf wuchs und schließlich wurde 2006 das Häuschen gegen eine großzügige Altbauetage im Nachbarhaus eingetauscht, in der die Nachtklinik mit zehn Behandlungsplätzen bis heute angesiedelt ist.

In hohen freundlichen Räumen und wohnlichem Ambiente erhalten hier zehn Menschen, die, ob auf dem Hintergrund einer psychiatrischen Erkrankung oder im Rahmen einer Lebenskrise, vorübergehend den Schutz einer therapeutischen Einheit mit Übernachtungsmöglichkeit benötigen, Behandlung, Milieu und Lebenstraining. Die therapeutische Begleitung findet an sieben Tagen die Woche statt: morgens, am späten Nachmittag und abends. Tagsüber ist ein schrittweises Sich-Erproben im jeweiligen beruflichen, häuslichen oder schulischen Alltag angesagt. Ist dies (noch) nicht möglich, werden gemeinsam Anregungen zu sinnvoller Tätigkeit erarbeitet und erprobt.

BEHANDLUNG UND TRAINING IN EINER THERAPEUTISCHEN GEMEINSCHAFT

Psychiatrisch-sozialtherapeutische Behandlung nah am Alltag sowie Leben und Lernen in einer therapeutischen Gemeinschaft sind die beiden wesentlichen Programmpfeiler in der Nachtklinik. Dafür stehen therapeutische Mitarbeiterinnen aus verschiedenen Berufsgruppen täglich für mehrere Stunden zur Verfügung. Wenn möglich nehmen alle Patienten der Nachtklinik an den täglichen Morgenrunden teil. Hier wird gemeinsam gefrühstückt, hier erfolgt die Tagesplanung für jede einzelne Patientin, hier findet auch die Organisation des Haushaltes statt. Anders als auf einer üblichen Station, anders auch als auf der Krisenstation des Atriumhauses bereiten die Patienten mit Unterstützung des Teams die Mahlzeiten selber zu. Nachdem jede Patientin den Tag über ihre eigenen Wege gegangen ist, trifft man sich bei der Abendrunde wieder. Therapeutische Schwerpunkte sind hier das Trainieren von Selbstsicherheit und Selbstorganisation sowie von Alltag- und Krankheitsbewältigung.

Neben diesen Aktivitäten in der Gruppe hat jeder Patient seine persönliche Therapiebegleiterin und seinen behandelnden Arzt. Mit diesen Bezugstherapeutinnen finden Einzelgespräche zur Bearbeitung der individuellen Probleme und wenn möglich auch Gespräche mit Angehörigen statt. Andere Mitarbeiter des Teams leisten lebenspraktische Unterstützung, begleiten zu Behörden, Arbeitgebern, Schulen, Vermietern oder anderen Stellen oder geben Anleitung zur Selbstversorgung.

Das Zusammensein in der Nachtklinik hat den Charakter einer therapeutischen Gemeinschaft. Wie nebenbei und doch gezielt wird der Umgang miteinander, die Übernahme von Pflichten im Zusammenleben, die Fähigkeit, sich in der Gruppe mitzuteilen und auszutauschen geübt. Autonomie, Selbstbestimmung, Selbst- und Fremdverantwortung gehören zu den häufigsten Themen. Unter therapeutischem Schutz findet die Erprobung des Erlernten im Lebensalltag statt. So kann sich Selbsthilfe entwickeln, so kann (Wieder-) Befähigung erfolgen und der schließlich notwendige Verzicht auf umfassende therapeutische Unterstützung und Ersatz-Geborgenheit geübt werden: ein oft mühevoller Weg in eine neue Lebensrealität.

Nicht zuletzt durch den Einsatz von Bürgerhelfern als „Experten für den Alltag" (siehe Abschnitt „Kultur") hat sich die Erfahrung gefestigt, dass es auch bei seelisch schwer beeinträchtigten Menschen gelingen kann, ein hohes Maß an Alltagsnähe mit intensiver professioneller Hilfe zu verknüpfen. So ist das Engagement der Bürgerhelfer ein wichtiger Bestandteil des Behandlungskonzeptes der Nachtklinik geworden.

Die nunmehr doch langjährige Erfahrung zeigt, wie wertvoll diese Ergänzung für alle Beteiligten ist. Und wie viele Bereiche sich in einer psychiatrischen Klinik finden lassen, denen „bürgerschaftliche Normalität" guttut.

WENN ES MEHR UND LÄNGER HILFE BRAUCHT – DIE LANGZEITAMBULANZ

DIE PSYCHIATRISCHE INSTITUTSAMBULANZ – EINE ERRUNGENSCHAFT DER PSYCHIATRIEREFORM

Zu den größten Errungenschaften der Psychiatriereform der 1970er Jahre gehörte es, psychiatrischen Versorgungskrankenhäusern die Möglichkeit zu geben, Klinikambulanzen zu eröffnen, sogenannte PIAs (Psychiatrische Institutsambulanzen). Dass eines Tages – so die Situation heute – in diesen Klinikambulanzen mehr Patientinnen behandelt werden als stationär, war damals nicht abzusehen. Zunächst waren diese Ambulanzen vor allem eine Antwort auf die Auflösung der Langzeitbereiche der Krankenhäuser und die damit einhergehende Etablierung von Wohn- und Betreuungsformen für psychisch schwer erkrankte Menschen außerhalb des Krankenhauses.

»Längst war es überfällig, dem Auftrag der Enquete endlich zu folgen, und zu beginnen, im doppelten Sinn aufzubrechen.

Die Eröffnung der ersten Psychiatrischen Institutsambulanz in Bayern im Jahr 1985 markierte einen ersten, riesigen Schritt. Dort, wo bis dahin mehr als 3000 Betten standen und sich die Vorstellung von Behandlung auf die Station und das Krankenhaus beschränkte, entstand eine erste, sicher noch kleine Öffnung, die aber den Blick nach draußen ermöglichte - in die Lebenswelt und -realität unserer Patienten, darauf, wie es den Patienten in ihrem ›normalen‹ Lebensalltag ging, welchen Problemen sie dort ausgesetzt waren, was sie dort brauchten um trotz und mit ihrer Erkrankung zurechtzukommen. Eine gewaltige Umorientierung für uns alle!

Es war beabsichtigt und gut, dass diese Öffnung sich räumlich und konzeptionell neben der Eingangstür der Klinik, der Zentralen Aufnahme, befand. Dort, wo sich tagtäglich verzweifelte Menschen in größter seelischer Not einfanden, ihrer Bewältigungsstrategien und Selbststeuerung beraubt, verletzlich und schutzlos.

So gesehen genau der richtige Platz, um aus der unendlichen Vielzahl einzelner Begegnungen eine zunehmend klare Vorstellung davon zu entwickeln, wie Hilfen beschaffen sein sollten. Wegzukommen vom oft kritisierten institutionszentrierten Denken zu einem Verständnis, das neben der akuten Erkrankung das Krisenhafte der Situation in den Vordergrund stellt, daran anknüpft. Und von hier aus zu denken und zu handeln: Der Lebenssituation des Patienten, seinem Alltag, seinen Problemen, aber eben auch seinen Ressourcen.«

Michael Welschehold, aus der Rede zur Verabschiedung von Gabriele Schleuning im Mai 2018

Diese in die Gemeinde entlassenen, meist umfassend unterstützungsbedürftigen Patienten benötigten andere Formen psychiatrischer Behandlung, als sie die niedergelassenen Psychiater in ihren Praxen gewährleisten konnten. Und auch die Betreuung und Begleitung durch die ambulanten Beratungsstellen und die Sozialpsychiatrischen Dienste, welche seit den 1980er Jahren entstanden waren, deckte diesen Bedarf nicht ab. Eine andere, wesentlich komplexere und flexiblere Form der Unterstützung war nötig.

Jetzt, in einem normalen Alltag, ging es ja bei diesen Patientinnen nicht nur um deren psychiatrische Behandlung im engen Sinn. Schwerwiegender als die eigentlichen Krankheitssymptome waren meist die sozialen Beeinträchtigungen: das Fehlen von zwischenmenschlichen Beziehungen, die mangelnde Übung, am sozialen Leben in seiner kulturellen Vielfalt teil zu haben, das Ermangeln sinnvoller Beschäftigung, das Unvermögen, sich selbst gut zu versorgen. Was es brauchte, waren medizinisch-psychiatrische, sozialtherapeutische und alltagsbezogene Hilfen möglichst abgestimmt und aus einer Hand, dazu in wechselnder Intensität und Häufigkeit, kurzfristig abrufbar auch außerhalb der üblichen Sprechzeiten, mit zum Teil unkonventionellen Methoden.

Für die Mitarbeiter der Ambulanzen, von denen die meisten aus dem stationären Bereich kamen, bedeutete dies eine ganz andere Art von Arbeit. Viel mehr war man hier Einzelkämpfer, viel mehr war man darauf angewiesen, dass der Patient von sich aus kommt, was er - so viel war bald erkennbar - nur dann tut, wenn er das was wir ihm anbieten, für sich als echte Hilfe, Unterstützung und Erleichterung erlebt.

Dass diese Klinikambulanzen, um so zu arbeiten, möglichst wohnortnah sein sollten lag auf der Hand, denn nur im natürlichen Lebensumfeld konnte die Integration in die Gesellschaft und die Genesung im Alltag der Patientinnen gefördert werden.

Was also lag näher, als dass das Atriumhaus, dessen Gründungsteam am Bezirkskrankenhaus Haar, dem Mutterhaus, seit 1985 die Krankenhausambulanz aufgebaut hatte, eine solche Ambulanz auch am Atriumhaus etablierte. Unterstützend kam das Anliegen des Atriumhauses hinzu, gerade auch in seiner Funktion als Krisenzentrum für die Menschen mit schweren und chronischen psychischen Erkrankungen, die früher oft über Jahrzehnte in den Langzeitbereichen der Krankenhäuser untergebracht waren, da zu sein. Ihnen sollte die Chance gegeben werden, ihre Krisen und Krankheitsepisoden ambulant und nahe ihrem Wohnort zu bewältigen.

So kam es, dass das Atriumhaus neben seiner Krisenambulanz von Anfang an auch eine sogenannte Langzeitambulanz – ein besseres Wort fiel uns bis heute nicht ein - betrieb.

»teerosen

Die Teerose blüht in Agartha im Haus der Ampel der roten Torte. Ein Affe sitzt dort im Sand und schaut auf den See. Dort schwimmt eine rote Teerose umgeben von Algen, während ein Ufo landet, aus dem eine Ameise entsteigt. Und jene Ameise bietet dem Affen eine Hamburgersemmel an. Da der Affe hungrig ist und die Uhrzeit zur Mittagszeit schlägt, verspeist der Affe die Hamburgersemmel und trinkt einen Teerosentee, während die Ameise sich in einen Tiger verwandelt und schließlich den Affen verspeist. Nun sitzt nur noch ein Tiger im Sand und betrachtet die Teerose die im See schwimmt.«

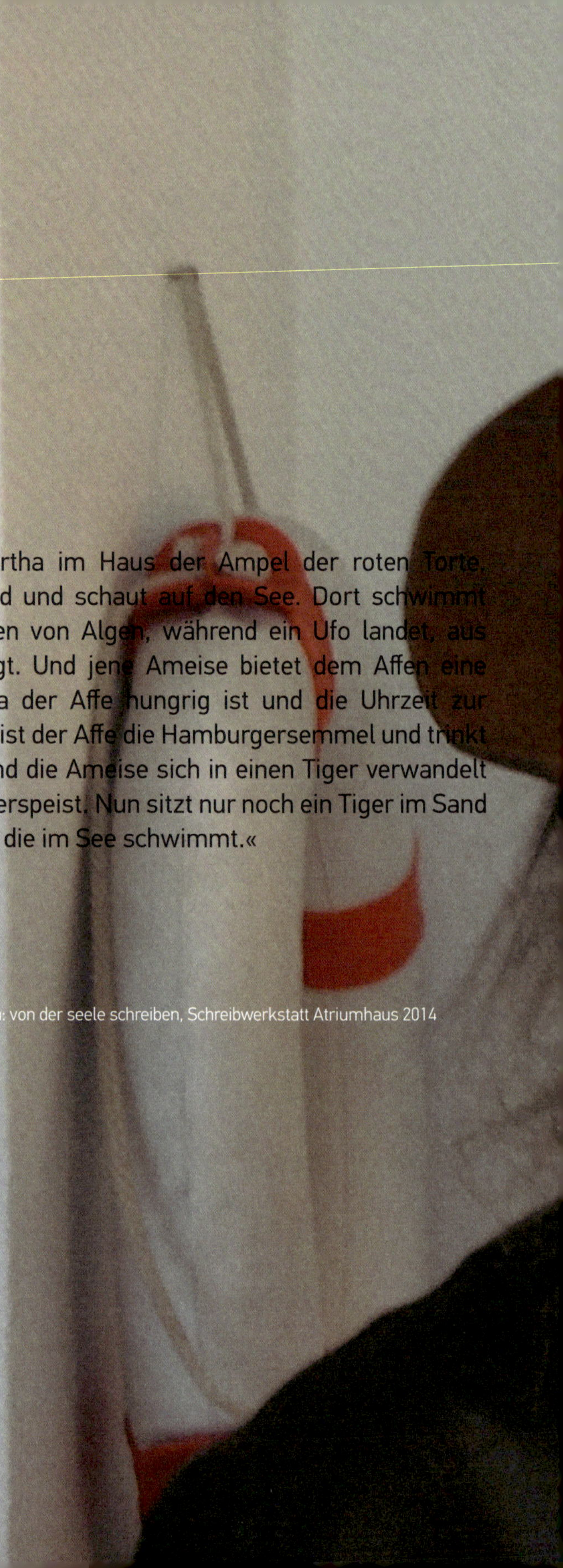

Johannes, in: von der seele schreiben, Schreibwerkstatt Atriumhaus 2014

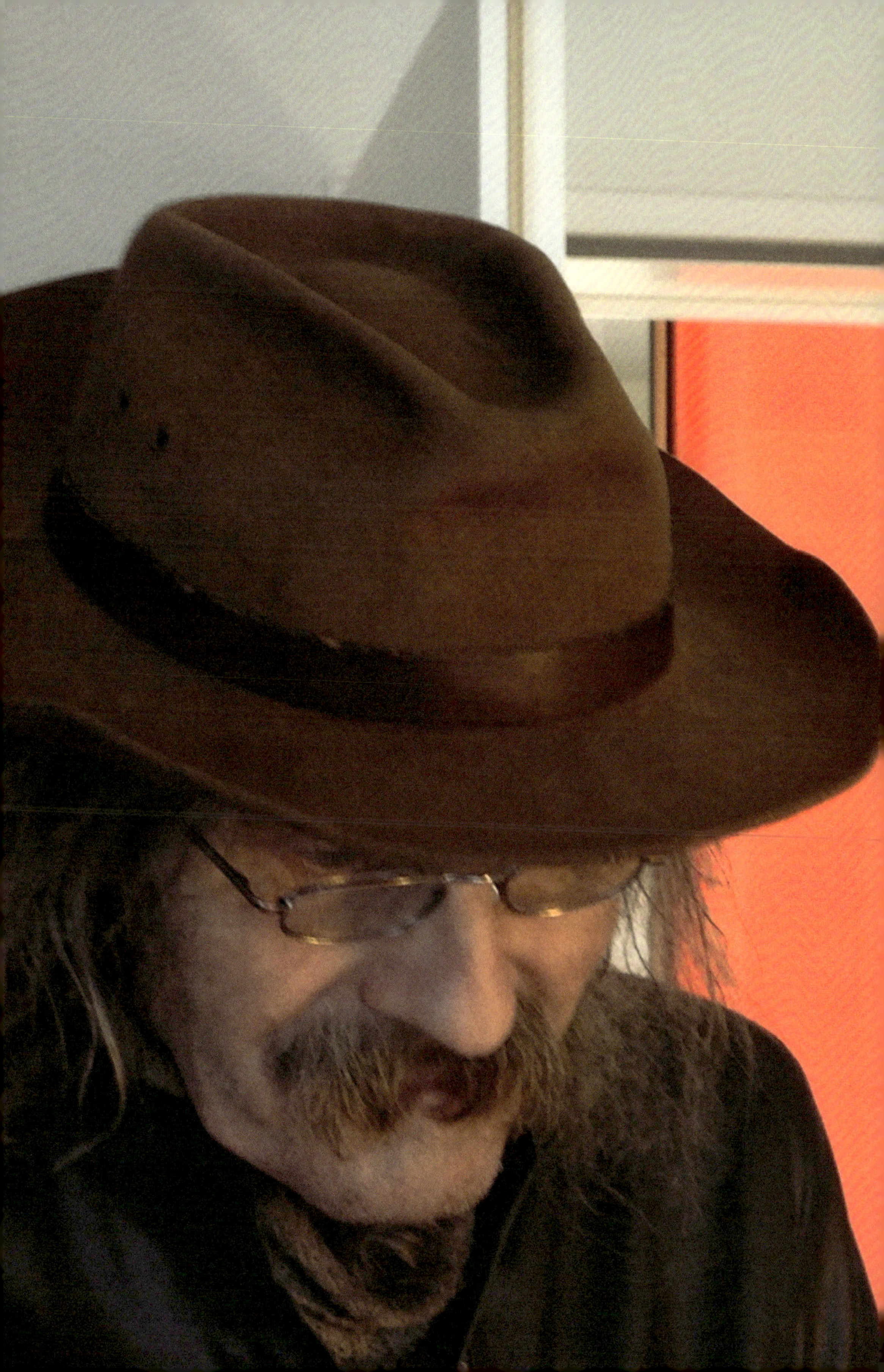

THERAPEUTISCHE WAHLHEIMAT FÜR MENSCHEN MIT EIGENSINN

Heute betreut die Langzeitambulanz des Atriumhauses unterschiedliche Patientengruppen. Stammgäste sind immer noch die mittlerweile alt gewordenen psychisch kranken Menschen, die ehemals für lange Zeit oder immer wieder hospitalisiert waren und seit Gründung des Atriumhauses hier ihre therapeutische Heimat gefunden haben. Dazu kommen Patientinnen mit unterschiedlichen Störungsbildern und jeder Altersgruppe, die auf Grund der Schwere und Besonderheit ihrer Erkrankung unterschiedliche Hilfen psychiatrischer, psychotherapeutischer, sozialtherapeutischer Art gleichzeitig brauchen, oft bei verschiedenen Therapeutinnen, kombiniert als Einzel- und Gruppentherapie. Wie wichtig es ist, dass die therapeutische Beziehung auch zu einer zwischenmenschlichen Begegnung wird, zeigt sich gerade auch bei den besonders schwer kranken Patienten. Ihnen will das Atriumhaus eine therapeutische Heimat geben, will ihnen flexiblen, dabei verlässlichen Kontakt bieten. Insbesondere Menschen mit lang andauernden Krankheitsverläufen schätzen es, sich nicht in ein Therapieschema gepresst zu fühlen, sondern gemäß den eigenen, ganz subjektiven Wünschen und Bedürfnissen betreut zu werden. Diese Patientinnen, oft über viele Jahre, mit ihren persönlichen Eigenheiten und ihren oft dem psychiatrischen Angebot scheinbar widersprechenden Vorstellungen nicht allein zu lassen ist ein Anspruch, dem sich die Mitarbeiter des Atriumhauses immer wieder aufs Neue bewusst stellen.

Hintergrund

»Handle in deinem Verantwortungsbereich so, dass du mit dem Einsatz all deiner Ressourcen... immer beim jeweils ›Letzten‹ beginnst, bei dem es sich am wenigsten lohnt.«

Klaus Dörner, in Bock, Dörner, Naber (2004), S.26

Eine andere Zielgruppe sind junge Patienten, die erstmalig an einer Psychose erkranken. Diesen oft verstörten jungen Menschen, die nicht wissen wie ihnen geschieht, einen sanften Erstkontakt mit der Psychiatrie in einem wenig institutionellen Rahmen zu ermöglichen ist ein weiteres Anliegen des Atriumhauses.

Bei aller Auffächerung der Zielgruppe – gemeinsam ist den Patientinnen der Langzeitambulanz, dass sie in der therapeutischen Begegnung oft als „schwierig" erlebt werden, weil sie in der einen oder anderen Hinsicht eigenwillig, manchmal auch eigensinnig sind; aus Gründen, die in der Erkrankung, in der Persönlichkeit, in der Lebensgeschichte oder in den sozialen Bedingungen liegen können. Diesen Patienten längerfristig zu einem halbwegs ausgewogenen seelischen Zustand zu verhelfen ist trotz eingehender und umfassender Behandlungsbemühungen oft nicht einfach. Beeinträchtigungen in der Wahrnehmung der eigenen Person und der Umwelt, mangelnde Belastbarkeit und sozialer Rückzug belasten diese Menschen und ihr soziales Umfeld häufig dauerhaft. Zusätzliche psychosoziale Erschwernisse wie Armut und Wohnungslosigkeit kommen immer wieder dazu. Viele dieser Patientinnen haben zusätzlich ein Suchtproblem, welches oft als Ausdruck eines Selbstbehandlungsversuches zu sehen ist, um die mit der Erkrankung verbundenen unangenehmen Gefühle zu mindern. Die Krankheitsverläufe dieser Patienten sind oft anhaltend, d.h. es gibt kaum oder keine Phasen völliger Erholung. Anhaltende und gravierende Einbußen der Lebenstüchtigkeit sind häufig die Folge.

Weil diese Patientinnen oft desorganisiert sind, passen sie nicht in das Angebot der Nervenarztpraxen; d.h. sie können sich nicht an vereinbarte Termine halten und ertragen das lange Warten in einer Arztpraxis nicht, was ihnen das wenig wertschätzende Etikett „nicht wartezimmerfähig" eingebracht hat. Auch haben diese Patienten beim Kontakt zum psychiatrischen Hilfesystem oft belastende Situationen wie Zwangseinweisungen erlebt, weshalb sie deutliche Vorbehalte gegenüber der „klassischen" Psychiatrie haben – ein Grund mehr, ihnen Alternativen anzubieten.

BEGLEITEN UND AUSHALTEN – HILFE NACH MASS UND MÖGLICHKEIT

Wie geht die Langzeitambulanz mit diesen komplexen Problemlagen um? Mit einem langen Atem und viel Geduld versuchen wir einen flexiblen, dabei verlässlichen Kontakt zu bieten, diese Patientinnen nicht in ein Therapieschema zu pressen, sondern sie gemäß ihren eigenen subjektiven, oft eigensinnigen und absonderlich wirkenden Wünschen und Bedürfnissen zu begleiten; oft über viele Jahre und trotz persönlicher Eigenheiten, die scheinbar mit einem psychiatrischen Hilfsangebot nicht vereinbar sind.

Von hohem Wert ist – das haben wir über die Jahre gelernt –, dass die Patienten immer wieder auf vertraute Gesichter und bekannte Abläufe in einem überschaubaren Behandlungsgefüge treffen; ein Anspruch, der bei den vielen personellen Wechseln, sei es wegen ausbildungsbedingter Rotationen, sei es wegen der Elternzeiten der vielen Mütter und Väter im Team, nicht einfach sicherzustellen ist. Ärzte, Pflegekräfte, Sozialpädagogen, Psychologinnen und andere Mitarbeiter arbeiten eng zusammen, sprechen sich ab, legen fest wer welche Rolle einnimmt. Ansonsten spielt die feste Bezugstherapeutin, die aus jeder Berufsgruppe kommen kann und je nach vorrangiger Problematik ausgewählt wird, dabei die entscheidende Rolle. Sie ist gleichzeitig Behandlerin und Behandlungskoordinatorin, entwickelt mit dem Betroffenen die Therapiethemen und setzt mit ihm Behandlungsstrategien um. Sie hat den Therapieverlauf und das geplante Ende der Behandlung im Auge, passt die Behandlungsziele im Verlauf an und bezieht Angehörige und Mitbehandler mit ein. Bei Bedarf bittet sie andere Mitarbeiter aus dem Team um Unterstützung, z.B. für Hausbesuche und Begleitung im Lebensumfeld.

Bei manchen Patientinnen der Langzeitambulanz wird sich die Behandlung weitgehend auf den Zweierkontakt zwischen dem Patienten und dem jeweiligen Bezugstherapeuten beschränken, zeitweise unterstützt durch einen spezifischen Beitrag zur Behandlung durch eine Kollegin einer anderen Berufsgruppe. Wenn irgend möglich und sinnvoll, versuchen wir aber auch, Patientinnen zur Teilnahme an einer der ambulanten Gruppen zu motivieren. Auch Patienten mit schwerwiegenden Beeinträchtigungen im sozialen Umgang können, oft nach Anlaufschwierigkeiten, von Gruppen profitieren.

So hat das Atriumhaus über die Jahre auch für seine Langzeit-Patientinnen eine Vielzahl an Gruppen etabliert, die von Mitarbeitern aller Berufsgruppen geleitet werden: Gruppen, die das Wissen über die eigene Erkrankung erhöhen, Gruppen zur Verbesserung von Körperwahrnehmung, Ernährung und Bewegung; Trainingsgruppen für Selbstsicherheit und soziale Fertigkeiten, Ausdauer und Konzentration, Gruppen für Genuss und Spaß, und nicht zuletzt gibt es eine Recovery-Gruppe „Verrückt – auch gut!", welche wesentlich von einer Ex-In-Genesungsbegleiterin mitgestaltet wird.

Einige dieser Gruppen können bereits im stationären oder teilstationären Setting begonnen und dann ambulant weitergeführt werden, andere wenden sich gezielt an Patientinnen der Ambulanz.

Dass Krisen- und Notfallhilfe auch außerhalb der regulären Termine rund um die Uhr an 365 Tagen im Jahr für alle Patienten der Langzeitambulanz zur Verfügung steht, ermöglicht der enge Verbund von Langzeitambulanz und Krisenambulanz.

BESUCHE ZUHAUSE – DER THERAPEUT IST GAST

Hausbesuche gehörten grundsätzlich seit Gründung des Atriumhauses zum Programm der Ambulanz. Meist handelte es sich bei den zuhause besuchten Patientinnen um schwer erkrankte Menschen, die, sei es aus Angst, aus Desorganisation oder aufgrund wahnbedingter Rückzugstendenzen zeitweise ihr Zuhause nicht mehr verließen und ihre ambulanten Termine im Atriumhaus nicht mehr wahrnahmen. Dann fuhren erfahrene Mitarbeiter los, um diese Patienten in ihrem häuslichen Umfeld zu besuchen. Sie baten um Einlass, erklärten den Grund ihres Kommens und machten sich ein Bild von der Situation. War der Kontakt hergestellt, führten sie ein Gespräch zur Klärung und Ordnung, verabreichten Medikamente, ermunterten zum Verlassen der Wohnung, begleiteten aber auch falls notwendig zu einem Termin. So konnte die eine oder andere Patientin trotz erheblicher Einschränkungen ohne erneuten Klinikaufenthalt in ihrem Zuhause bleiben. Ein weiterer Vorteil dieser Hausbesuche war, dass sie den Blickwinkel der Mitarbeiterinnen erweiterten, dass sich ihnen im Zuhause des Patienten Seiten zeigten, die bei Behandlungen im Krankenhaus, auch wenn diese ambulant erfolgten, verschlossen bleiben würden.

Warum sollte diese Möglichkeit der Behandlung zuhause nicht auch für Patientinnen in akuteren Krankheitsphasen geeignet sein?

Durchaus sahen wir im Atriumhaus Menschen, die nicht bereit oder in der Lage waren, sich trotz akuter Krise oder Erkrankung in stationäre Behandlung zu begeben. Sei es wegen persönlicher Verpflichtungen, z.B. der Versorgung von Kindern oder pflegebedürftigen Angehörigen, sei es wegen negativer Vorerfahrungen in der Klinik. Und unsererseits sahen wir, dass die Behandlung in der Klinik, auch wenn sie auf einer kleinen offenen Station wie der im Atriumhaus stattfindet, für manche Patienten eine zusätzliche Belastung darstellen kann. So können beispielsweise Menschen, die in der Vergangenheit oft und lange in stationärer Behandlung waren, durch erneute Aufnahmen in ein Muster von Hilflosigkeit geraten, welches eine längerfristige Stabilisierung aushebelt. Und auch für Patientinnen, die Klinikaufenthalte immer wieder abbrechen, bevor sich ein angestrebter therapeutischer Erfolg einstellen konnte, ist eine erneute Krankenhausbehandlung nicht wirklich sinnvoll.

Für alle diese Patienten könnte ein aufsuchendes Akut-Behandlungsangebot deutlich hilfreicher sein als eine neuerliche stationäre Behandlung.

Gut konnten wir uns auch vorstellen, dass bei manchen Patientinnen durch Zuhause-Behandlungen ein besserer Transfer des therapeutisch Erarbeiteten in den Alltag gelingt, nicht zuletzt, weil das soziale Umfeld intensiver und systematischer in die Behandlung einbezogen wird.

Nachdem Erfahrungen aus anderen Regionen Deutschlands die Vorteile dieses Behandlungsansatzes gezeigt hatten, entschlossen wir uns schließlich 2014 dazu, dieses Angebot als eigenen, neuen Behandlungsbaustein unter dem Namen „Home Treatment" im Atriumhaus zu etablieren.

Dabei definieren wir „Home Treatment" als eine zeitlich befristete Behandlung durch ein multiprofessionelles ambulant tätiges Team, das psychisch schwer und akut erkrankte Patienten in ihrer gewohnten Umgebung zu Hause betreut und im Rahmen dieser Tätigkeit eine Erreichbarkeit sieben Tage die Woche ganztägig gewährleistet.

Wie auch im klassischen ambulanten Setting erfolgt das Angebot auf der Grundlage eines individuellen Therapieplans. Die Leistungen werden in Abstimmung mit den Patientinnen teils in der Wohnung, teils im sozialen Umfeld, teils im Atriumhaus erbracht. Im Bedarfsfall kann Home Treatment nahtlos und unter Gewährleistung der Behandlungskontinuität auch um eine kurzfristige stationäre Behandlungsepisode (vorzugsweise auf der Krisenstation des Atriumhauses) ergänzt werden. Bei Entlassung erfolgt eine optimierte, an den individuellen Bedarf angepasste Überleitung in die jeweils angezeigte, gemeinsam vereinbarte ambulante Versorgung.

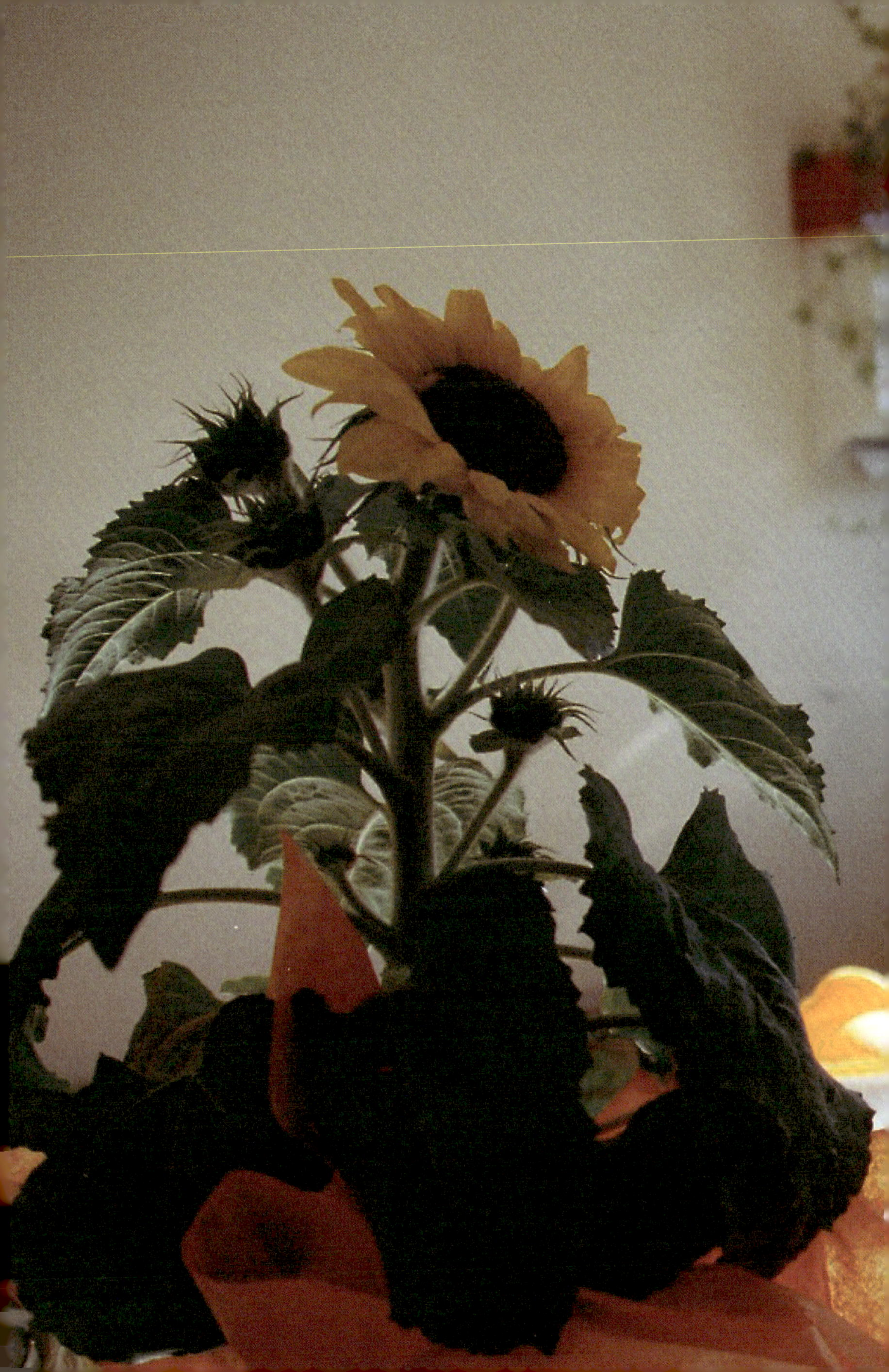

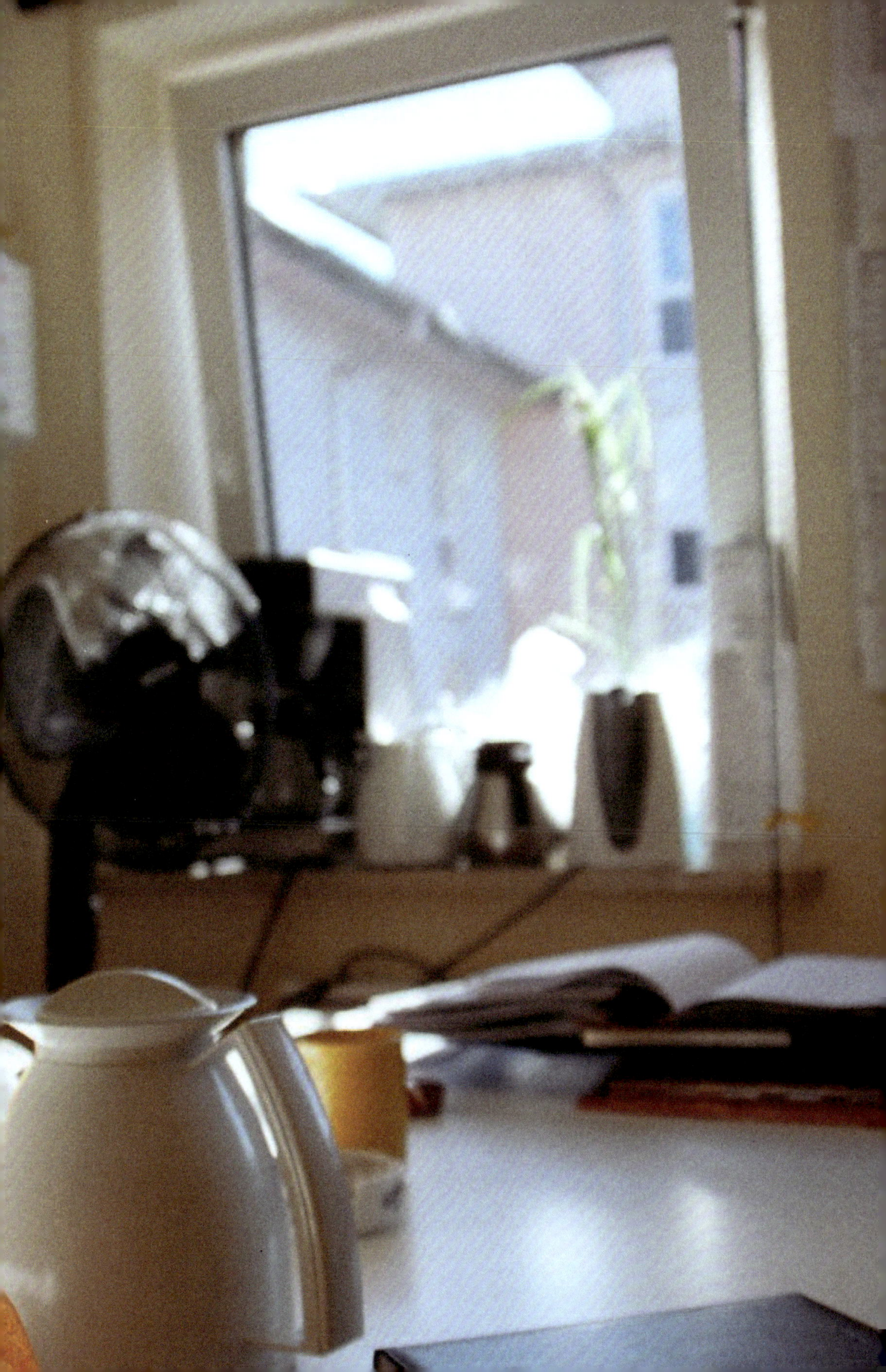

EIN TEAM RÜCKT AUS – MOBILE HILFE IN DER KRISE

Es gibt krisenhafte Situationen, in denen dem Betroffenen das Aufsuchen einer professionellen Anlaufstelle nicht mehr möglich ist. Sowohl die Betroffene selbst, aber auch Angehörige und Umfeld sind in solchen Situationen in den meisten Fällen an ihren Grenzen und in hohem Maße überfordert. Die Möglichkeit von Soforthilfe, die vor Ort – meist nach Hause – kommt, kann in solchen Momenten zu Entlastung führen und dramatische Ereignisse verhindern.

Information

»Eine mobile, aufsuchende Arbeitsweise ist aus mindestens zwei Gründen wichtig: um die schweren Krisen und Notfälle, bei denen aktives Hilfesuchverhalten nicht (mehr) gegeben ist, nicht aus dem Funktionsspektrum auszuschließen; und zur Erweiterung des Blickwinkels auf Seiten der Intervenierenden; denn die Intervention vor Ort ermöglicht fast immer eine umfassendere und damit verlässlichere Einschätzung der Gesamtsituation. Damit werden Entscheidungen besser fundiert und sind gegenüber den Betroffenen und Kooperationspartnern leichter zu vertreten ...«

Günter Wienberg (1993), S. 49

So war bereits bei Eröffnung des Atriumhauses als Krisenzentrum der Baustein „mobile Hilfe" mit angelegt. Weil schwierig in der Umsetzung, sollte es bis zur Realisierung allerdings eine Weile dauern. Denn nicht nur die mit Krisenarbeit zu „ungünstigen" Zeiten ohnehin reichlich belasteten Mitarbeiter des Atriumhauses sollten die Krisenhilfe vor Ort leisten, sondern die mobile Krisenhilfe sollte, wie beispielsweise beim Krisendienst Berlin, durch einen Verbund von Mitarbeiterinnen verschiedener, auch außerklinischer Einrichtungen geleistet werden.

Bestätigt wurden wir in unserem Vorhaben zu einem „mobilen Krisendienst" durch die Ergebnisse unserer Studie zur psychiatrischen Krisen- und Notfallversorgung der Münchner Bevölkerung, die wir Ende der 90er Jahre, gefördert vom Bundesministerium für Gesundheit, durchgeführt hatten (Schleuning, Welschehold 2003). Die Studie zeigte, dass die erste Hilfe von Menschen in seelischen Krisen zu mehr als einem Drittel vor Ort stattfindet, d.h. zu Hause, auf der Straße, in öffentlichen Räumen; dass diese erste Hilfe in den allermeisten Fällen nicht von psychiatrisch geschulten Fachleuten erbracht wird, sondern von Polizei und Rettungsdiensten; und dass es nicht selten in diesen Situationen zu Eskalationen kommt, die sich deutlich entschärfen oder vermeiden ließen, wenn psychiatrisch geschulte Fachleute vor Ort kämen und tätig würden.

So entstand im Jahr 2000 der Mobile Krisendienst München Süd, im Jahr 2002 ein mobiler Krisendienst München Ost. Zumindest werktags zwischen 9 und 19 Uhr stand nun ein jeweils mit zwei psychiatrischen Fachkräften bestücktes Team bereit für Kriseneinsätze vor Ort. Mehrere Träger der beiden vorbestehenden Dienste hatten sich dafür zusammengeschlossen, so dass der ab 2007 stadtweite Krisendienst Psychiatrie nun ein Gemeinschaftsprojekt eines größeren Trägerverbundes war. Entsprechend erfolgten die Einsätze durch Fachkräfte aus Sozialpsychiatrischen Diensten, Kliniken und anderen psychosozialen Einrichtungen. Für fachärztlich-psychiatrische Kompetenz vor Ort wurde eine Kooperation mit der Kassenärztlichen Vereinigung Bayerns abgeschlossen. Seither sind die Aufgaben des Krisendienstes weiter ausgebaut und verstetigt worden (siehe Abschnitt „Kontext"). Die umgrenzenden Landkreise folgten schrittweise, ebenso eine zeitliche Ausweitung des Angebots; eine Erreichbarkeit rund um die Uhr ist angestrebt. Im Jahr 2006 war es schließlich soweit und der „Mobile Krisendienst München Süd" entstand als Kooperationsprojekt zwischen dem Atriumhaus und einem freien Träger psychiatrischer Hilfen (Soziale Dienste)[10].

PRAXIS

Stimme

»Ich hatte Angst, dass Sie eh schon alles über mich wissen und mich nur in die Klinik einweisen wollen. Jetzt habe ich bemerkt, dass Sie mir wirklich zugehört haben und helfen wollen.«

Rückmeldung einer Klientin; aus Krisendienst-Broschüre 2013

[10] *Soziale Dienste Psychiatrie gemeinnützige GmbH*

|4

DIE HAUSGEMEINSCHAFT

EINE KULTUR DES MITEINANDER

Stimme

»Ohne die Begriffe wie Verantwortung oder Verpflichtung zu strapazieren, immer war klar, welches Verständnis und Menschenbild der Ausgestaltung des Atriumhauses zugrunde liegt. Ohne Pathos, in gelebter und spürbarer Selbstverständlichkeit, war die hinter dem Konzept liegende Haltung im Arbeitsalltag erkennbar und wurde zum Orientierung stiftenden Rahmen. Eine Kultur des Austausches, des gegenseitigen Respektes, des Hörens und des Gehört-Werdens entstand, die sich spürbar auf die Arbeit mit unseren Patienten übertrug.

Die vielen positiven Rückmeldungen und der Zuspruch von Patienten und Angehörigen, die zunehmende Sicherheit und sich einstellende therapeutische Routine trugen dazu bei, sich auf dem richtigen Weg zu fühlen. Und dadurch beflügelt, sich immer wieder neue, weitergehende Aufgaben zu suchen, sich Herausforderungen zu stellen, Grenzen zu erweitern und Neuland zu betreten. Ein ›Gemeinsam-sind-wir-stark-Gefühl‹ stellte sich ein. Stolz dazuzugehören, überdurchschnittliches Engagement und Identifikation, schier unerschöpfliche Einsatzbereitschaft. Und all das, fast immer, mit Spaß und einem unschlagbaren ›Spirit‹.«

Michael Welschehold, aus der Rede zur Verabschiedung von Gabriele Schleuning im Mai 2018

Einen Ort der Gastlichkeit zu schaffen, einen Ort zum Verweilen und Atemholen, die Geste der offenen Tür, so in etwa ist der Anspruch, den das Atriumhaus einlösen will jedem „Neuen" gegenüber, der seine Schwelle überschreitet; egal wer es ist. Dieser Anspruch ist nicht leicht einzulösen, bedeutet er doch für uns, die Mitarbeiterinnen, den Neuankömmling primär nicht als Objekt unseres professionellen Könnens wahrzunehmen, zu beschreiben, zu beurteilen, sondern eben als Gast. Oder sich wenigstens der strukturellen Asymmetrie bewusst zu sein, die es für den aus seinen alltäglichen Handlungsbezügen herausgerissenen Menschen bedeutet, wenn er sich in einer Welt wiederfindet, die die Domäne der Professionellen ist, mit den von ihnen gesetzten Spielregeln. Wir versuchen die Beziehung zu unseren Gästen, die überwiegend unsere Patienten sind, „auf Augenhöhe" zu gestalten: mit einer möglichst vorurteilsfreien, annehmenden, nicht wertenden und nicht kategorisierenden Haltung. Dass wir gleichzeitig – sorgfältig und zuverlässig - den uns gestellten Auftrag erfüllen, unsere „Versorgungsverpflichtung" wahrnehmen, Krankenkassenleistungen im dafür vorgesehenen Raster erbringen müssen, stellt eine stete Herausforderung dar.

Betritt man also das Atriumhaus, findet man sich in einem Mikrokosmos sozialer Begegnungen und Ereignisse wieder. Von der hierarchischen, wohlgeordneten Welt herkömmlicher Kliniken ist wenig zu spüren. Eher erlebt man einen wirklichkeitsnahen Raum zum gemeinsamen Leben und Lernen, einen freundlichen Ort, auch einen Ort der Zuflucht, der aber gleichzeitig nicht zu sehr einlädt, sich vor der Welt zu verstecken, sondern stets die Aufforderung stellt und Lust darauf wecken will, das hier Gelernte und Erfahrene „draußen" anzuwenden.

Natürlich teilt sich der Mikrokosmos des Atriumhauses unweigerlich in einige große Gruppen – Mitarbeiterinnen, Patienten, Besucherinnen, Angehörige, ... – die das Haus unter unterschiedlichen Voraussetzungen und Absichten betreten und nutzen. Gemeinsam aber ist allen, dass sie sich füreinander interessieren, bzw. für die Sache, an der sie gerade miteinander arbeiten oder wegen der sie sich treffen. Dieses Interesse füreinander pflegen wir, fördern wir, „kultivieren" wir nicht zuletzt durch die vielen informellen Gespräche, die zwischen den verschiedenen Menschen und Gruppen auf Treppen und Fluren, zwischen Tür und Angel stattfinden. Dass es Außenstehenden oft schwerfällt, Personal und Klientel zu unterscheiden, daran haben sich alle wohlwollend gewöhnt. Und sogar das Tragen von Namensschildern wurde in diesem Zusammenhang immer wieder kontrovers diskutiert.

Ein Phänomen, das uns immer wieder mit Bewunderung und Staunen erfüllt ist, wie es innerhalb der Gruppe der Patientinnen den allermeisten gelingt, sich in kürzester Zeit einzulassen: auf den vertrauensvollen Kontakt zu ihnen bis dahin fremden Mitarbeitern, auf eine der zahlreichen therapeutischen Gruppen, auf das Miteinander im Milieu der therapeutischen Gemeinschaft. Wir sehen, wie es den meisten rasch gelingt, sich in informellen Gruppen zusammenzufinden, die einander in oft freundschaftlichem Kontakt zugetan sind.

UNSERE „SPIELREGELN“

Ein so nahes Zusammensein so unterschiedlicher Menschen erfordert „Spielregeln“, die wir als Wünsche formulieren möchten. So wünschen wir uns, dass sich alle für die Dauer ihres Verbleibes im Haus als zu einer Gemeinschaft zugehörig fühlen, dass sich jeder als gleichermaßen wichtig und ernst genommen erlebt, dass sich jeder an seinem Platz für das Ganze mitverantwortlich fühlt. Dies beinhaltet genauso das ernsthafte Bemühen der Mitarbeiterin, mit dem in einer Krise befindlichen Patienten behutsam und fürsorglich umzugehen wie die gegenseitige Rücksichtnahme der auf dem engen Raum der Krisenstation für die Dauer ihres Aufenthalts zusammenlebenden Patientinnen. Besprechungen wollen wir so gestalten, dass Patienten auf Wunsch daran teilnehmen können (prinzipiell für alle offene Visiten oder Teamsitzungen sind aus Gründen der Schweigepflicht nicht durchführbar). Gleichzeitig muss es möglich sein, dass einzelne Gruppen sich „unter Ausschluss anderer“ treffen und austauschen; Gruppen von Patientinnen ebenso wie Mitarbeiterteams.

Unverzichtbare Voraussetzung für dieses Gemeinschaftsgefühl ist ein höflicher und ehrlicher Umgang miteinander, die Übernahme von Verantwortung für das eigene Handeln, das Bemühen um Einhaltung von Terminen und Vereinbarungen, die Achtung vor der Integrität, dem persönlichen Entfaltungsbedürfnis und dem Eigentum der anderen. Wir wünschen uns, dass diese Regeln für alle gelten und wissen gleichzeitig um die Ausnahmen: z.B. in Krisensituationen mit akuter Selbst- oder Fremdgefährdung, oder bei Patienten mit schwerwiegenden kognitiven Beeinträchtigungen.

Das Wichtigste an all diesen verschiedenen Seiten und Erfordernissen des Zusammenlebens ist uns, dass die Bedürfnisse aller als gleichwertig angesehen und auf dieser Grundlage zusammengeführt werden.

Stimme

»Der erste Eindruck war, es sei nicht wie eine Art Krankenhaus, Klinik usw. Ich wurde nicht wie eine Kranke behandelt, sondern wie ein Mensch – mit Würde. Daran hat sich nichts geändert.«

Rückmeldung einer Patientin, anonym

Erzählung

»Seit Tagen ist Frau L. sehr unruhig und nervös, sie kann kaum schlafen. Die Angst von ihrer Familie enterbt zu werden und Befürchtungen nicht mehr weiter in Deutschland leben zu können, da auch mächtige Wirtschaftsunternehmen gegen sie arbeiten würden, lassen sie nicht mehr zur Ruhe kommen. Ein ständiger Gedankenstrom in ihrem Kopf verhindert die Gedanken zu ordnen oder Prioritäten zu setzen. Immer wieder werden der jungen Patientin im Gespräch mit ihrer Bezugstherapeutin und Ärztin Medikamente angeboten und nahegelegt. Aber ebenso misstraut sie, vom Gefühl der Angst ergriffen, immer wieder auch den Motiven der Behandler. Immer wieder erwägt sie, die Station doch zu verlassen, um nach Hause zu gehen, doch auch da kann sie sich nicht sicher fühlen. Das Angebot Medikamente zu nehmen, die auch ihre Ängste und Unruhe lindern könnten, wirbelt mit im Strom der Gedanken.«

Edith Köhler, aus einem Jahresbericht des Hauses

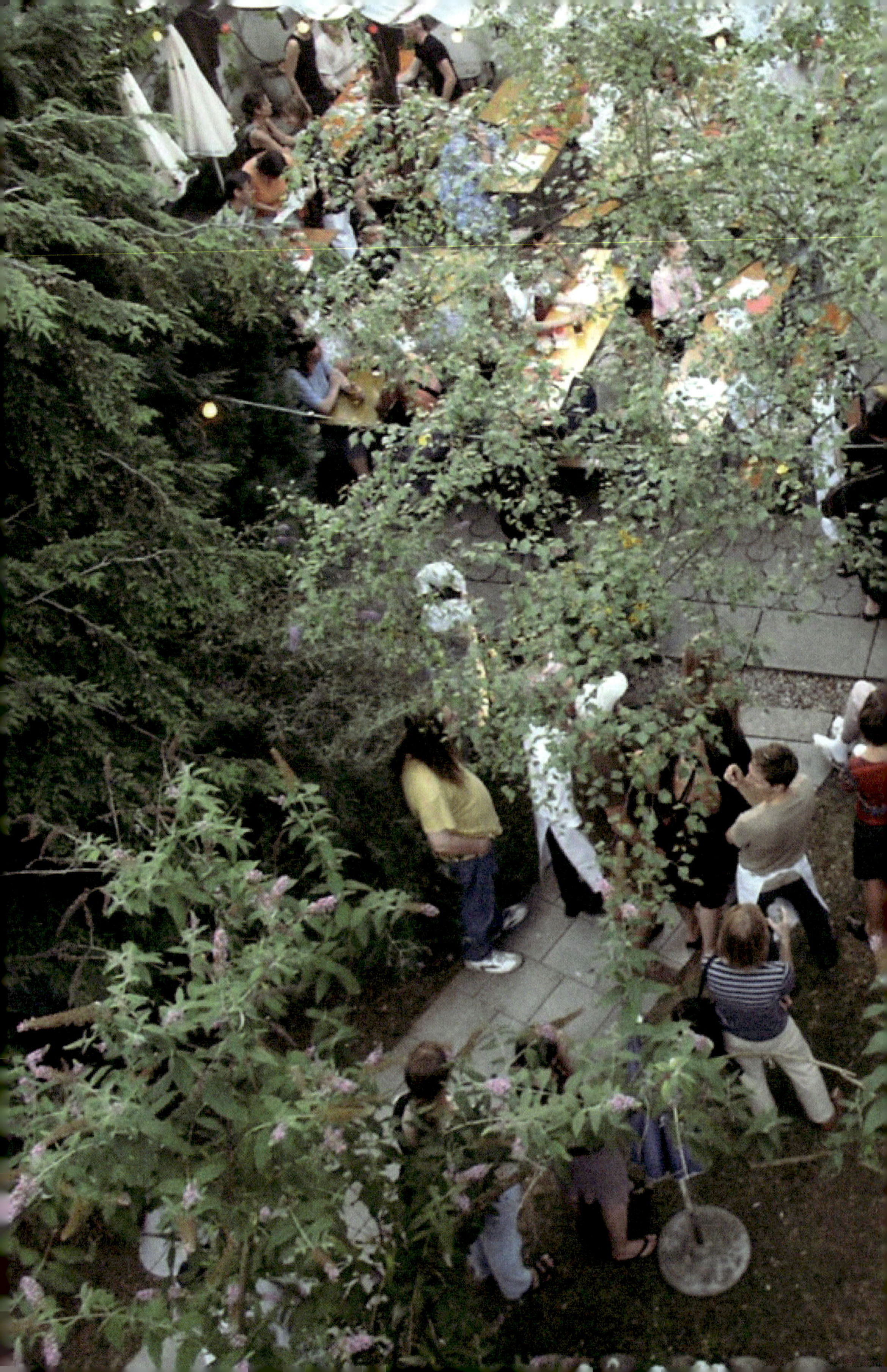

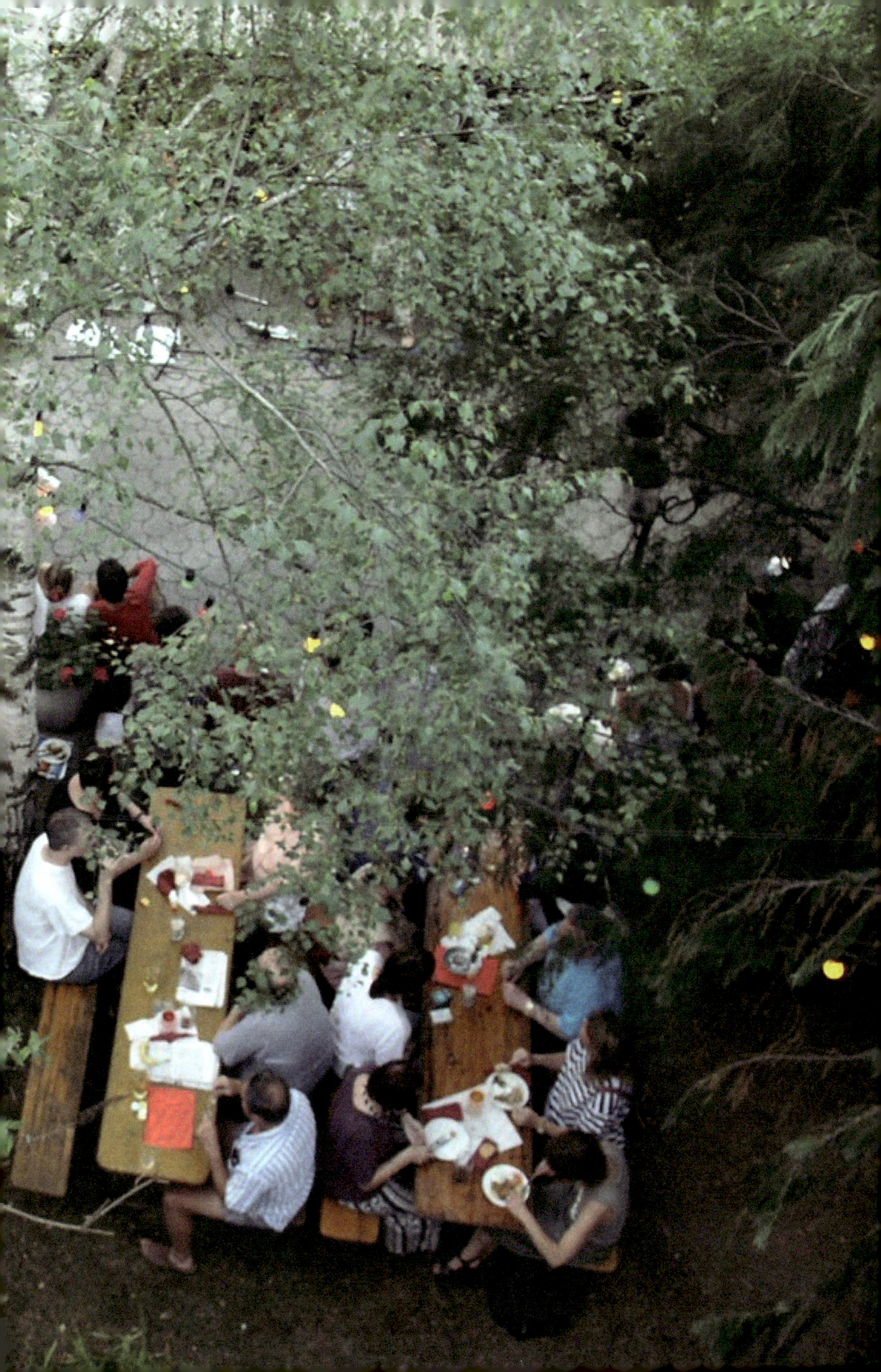

DAS MULTIPROFESSIONELLE TEAM – VIELE KÖCHE ...?

Etwa 40 therapeutische Mitarbeiterinnen - (Fach-)Ärzte, Pflegekräfte, Sozialpädagoginnen, Psychologen, Ergo-, Kunst- und Tanztherapeutinnen - standen im Herbst 1994 bereit, das vom Bezirk Oberbayern als Träger verabschiedete, bislang lediglich auf dem Papier vorhandene Konzept eines Psychiatrischen Krisenzentrums mit Leben zu erfüllen. Dass es heute, fast 25 Jahre später, nahezu doppelt so viele Mitarbeiter sind, ist einerseits der Ausweitung des Angebots, andererseits den vielen Teilzeitkräften geschuldet.

Drei klinische Teams waren damals geplant: das Ambulanzteam, das Team der Krisenstation und das Team der Tagesklinik. Allerdings, soviel war von Anfang an klar, sollten Mitarbeiterinnen aus allen Teams und allen Berufsgruppen am Kerngeschehen des Hauses, dem täglichen Rund-um-die-Uhr-Dienst der Krisenambulanz teilnehmen.

Jedes Team wurde multiprofessionell besetzt und mit einer oberärztlichen Leitung ausgestattet. Bei der Zusammenstellung der Teams wurde viel Wert auf eine ausgewogene Verteilung von weiblichen und männlichen, von jüngeren und älteren, von psychiatrieerfahrenen und neuen, von Mitarbeitern aus dem Mutterhaus und von externen Kollegen gelegt. Ein ausbalanciertes Vorhandensein verschiedener Persönlichkeiten und Temperamente sollte den unterschiedlichen Bedürfnissen der Patientinnen, aber auch denen eines gut funktionierenden Teams gerecht werden. Ausbildungsstand, Berufserfahrung und fachliche Qualifikation sollten in der Gesamtheit das für die beabsichtigte Arbeit notwendige Maß an methodischer Vielfalt und Spezialkenntnissen gewährleisten. Das Wichtigste bei der Auswahl der Mitarbeiterinnen aber waren ihre persönlichen Eigenschaften: eine Haltung, die es braucht um jedem der uns anvertrauten, sich uns anvertrauenden Menschen mit dem gleichen Respekt zu begegnen, um sich partnerschaftlich und selbstbewusst einzubringen in flache Hierarchien und emanzipierte therapeutische Beziehungen. Die Fähigkeit zum Teilen und Mitteilen, das Wissen um die eigenen Grenzen, Achtsamkeit im Umgang mit sich selbst und den anderen. Und natürlich: Lust auf Neues und Bereitschaft zum Improvisieren, Entwickeln, Hinterfragen, Verändern.

»Resümiert man die fachlichen und menschlichen Voraussetzungen, die Mitarbeiter in der professionellen Krisenhilfe mitbringen sollten, so wird deutlich, dass die Arbeit in der Krisenintervention und Notfallhilfe eine der herausforderndsten Tätigkeiten im psychiatrischen und psychosozialen Bereich überhaupt ist... Der Erfahrungsaustausch, das Kennenlernen einer Region und eines Versorgungsfeldes, vor allem auch die Wahrnehmung seiner Widersprüche, sind durch keine andere Tätigkeit in so umfassender Weise möglich.«

Klaus Nouvertné, in Wienberg, Bevor es zu spät ist (1993), S. 96

Warum diese sorgfältige Zusammenstellung und bedachte und unbedingt gewünschte Multiprofessionalität der Teams? Psychisch erkrankte Menschen und Menschen in schweren seelischen Krisen benötigen professionelle Unterstützung nicht nur im medizinisch-psychiatrischen Bereich. Damit das Spektrum auslösender Faktoren und die Auswirkungen der Erkrankung in allen betroffenen Lebensbereichen entsprechend beachtet und behandelt wird, braucht es das abgestimmte Zusammenarbeiten der unterschiedlichen Berufsgruppen. Dass dies mit wesentlich höheren Anforderungen an die Kommunikation verbunden ist als bei Behandlungen mit einzeltherapeutischem Schwerpunkt, liegt auf der Hand. Damit nicht aneinander vorbei, nebeneinander her oder gar gegeneinander gearbeitet wird, hat der patientenbezogene Informationsaustausch zwischen den einzelnen Professionen im Team, aber auch zwischen den Teams einen hohen Stellenwert. Einerseits genügend Zeit für Übergaben und Therapiediskussionen zu erübrigen, sich andererseits zeitraubende Detailinformationen zu sparen, die die Arbeit unökonomisch machen und den Alltagsablauf behindern, wird oft zur Gratwanderung und zum anstrengenden Test für die eigene Professionalität. Wesentliche Informationen aus oft chaotischen Stunden in wenigen Sätzen strukturiert und gebündelt weiterzugeben, ohne dabei Wichtiges zu vergessen, inhaltliche Nuancen zu vergröbern oder in Trivialitäten auszuweichen, bleibt bis heute eine hohe Herausforderung.

Eine weitere Besonderheit für die Teams im Atriumhaus ist, dass sich die Arbeitszeiten der meisten Mitarbeiterinnen, ungeachtet der Berufsgruppe, über sieben Tage die Woche und rund um die Uhr erstrecken. Dies ist dem Anspruch geschuldet, Menschen in Krisen so zeitnah wie möglich zu behandeln. Wie wichtig dieses „gleiche Schicksal“ der ausgedehnten und unregelmäßigen Arbeitszeiten für das Zusammengehörigkeitsgefühl der Mitarbeiter aller Berufsgruppen ist, haben wir über die Jahre immer wieder beobachtet. „Belohnt“ werden wir dadurch, dass unsere Patientinnen es sehr schätzen, mit Mitarbeiterinnen aller Berufsgruppen außerhalb „üblicher Geschäftszeiten“ Kontakt aufnehmen zu können.

Keinesfalls darf der mittlerweile selbstverständliche Begriff „Multiprofessionalität“ als ein „alle machen irgendwie alles“ missverstanden werden, wie es im Enthusiasmus der Anfangsjahre immer wieder zu geschehen drohte bzw. befürchtet wurde. Allerdings sehen wir auch nach Jahren: Es bleibt eine Kunst, auf Augenhöhe, doch mit ganz verschiedenen Kompetenzen an derselben Sache, mit denselben Menschen zu arbeiten; sich dabei in aller Verschiedenheit zu respektieren, nicht aneinander vorbei zu reden, einander den Blickwinkel der jeweils anderen Profession immer wieder geduldig und differenziert nahezubringen; um letztlich zu erkennen, dass erst das Zusammenspiel aller zu einem stimmigen Ganzen wird. Im Atriumhaus geschieht diese schwierige Arbeit außer in den Teamsitzungen und regelmäßigen Supervisionen vor allem in den sogenannten „Tandems“, also in der gemeinsamen Zuständigkeit von zwei Mitarbeiterinnen unterschiedlicher Berufsgruppen für den einzelnen Patienten; und in der ambulanten Krisenarbeit mit dem gemeinsamen Führen von Erstgesprächen durch Mitglieder zweier Berufsgruppen, eine äußerst wertvolle, allerdings personalaufwändige Arbeit. Dieses Arbeiten im Tandem ermöglicht nicht nur einen erweiterten Blick auf die Problematik und die diagnostische Einschätzung. Auch die Behandlung wird durch die unterschiedlichen Ideen der jeweils beteiligten Berufsgruppen bereichert. Außerdem kann die Patientin sich den Gesprächspartner je nach Thema wählen.

ANDERE ARTEN VON PROFESSIONALITÄT BEREICHERN UNS: EX-IN GENESUNGSBEGLEITER UND BÜRGERHELFER

„Experten aus Erfahrung“ ergänzen das multiprofessionelle Team seit einigen Jahren mit ihrer jeweils anderen Sicht der Dinge und der daraus erwachsenden besonderen Kompetenz: einerseits mit der Lebens- und Alltagserfahrung der

Bürgerhelfer, andererseits mit der Krankheits- und Behandlungserfahrung der Ex-In-Genesungsbegleiter. Beide bilden eine Brücke vom Klinikalltag zur Lebensnormalität und leisten einen wichtigen Beitrag für das gegenseitige Verständnis von Behandlern und Behandelten.

EX-IN ist eine Abkürzung für „Experienced Involvement", was so viel bedeutet wie „die Beteiligung Erfahrener". Das Konzept bezieht sich stark auf die Gedanken von Empowerment, Recovery und Selbsthilfe auf und hat die Idee eines „Experten aus Erfahrung" in den letzten Jahren bis hin zu einem eigenen Berufsbild innerhalb der Psychiatrie weiterentwickelt. In speziellen Weiterbildungsgängen werden Menschen mit Psychiatrieerfahrung darin ausgebildet, ihr persönliches Wissen über Erkrankungen und Behandlungskontexte für Teams und Patientinnen nutzbar zu machen. Ex-In Genesungsbegleiter bieten ressourcenorientierte Gespräche oder Gruppenaktivitäten für Patienten auf Grundlage ihres subjektiven Erfahrungshintergrundes an und können Mitarbeitern und Teams aus Patientinnensicht neue Impulse für die Therapiegestaltung geben.

Die Bürgerhelfer, im Atriumhaus vor allem in der Nachtklinik tätig, ihrerseits bringen gewollt und bewusst keine Erfahrung aus psychiatrischen Arbeitsfeldern mit. Sie kommen aus den unterschiedlichsten Berufen; was sie eint ist der Wunsch und die Bereitschaft, einen Beitrag zur Unterstützung schwer psychisch kranker Menschen zu leisten. Ein Team von Bürgerhelferinnen, Frauen und Männern, die aus verschiedenen sozialen Schichten, Lebenswelten und Berufen kommen, unterstützt täglich für einige Stunden die therapeutische Arbeit der professionellen Mitarbeiterinnen der Nachtklinik. Sie vertreten die Ressourcen, die direkt aus dem gesunden und „normalen" Umgang von Menschen mit dem Alltag entstehen. Sie bieten den Patientinnen Unterstützung beim lustvollen, bewussten Umgang mit Alltagsthemen wie Einkaufen, Kochen und Freizeitgestaltung an und ergänzen den professionellen Blick auf die Patienten im Team durch die Berichte ihrer Erlebnisse mit den Patientinnen aus dem gemeinsamen Tun.

Einer der Schwerpunkte der Bürgerhelferinnen ist die Abendgestaltung mit den Patienten. Neben festen Programmpunkten, wie dem gemeinsamen Abendessen und der „Abendrunde", fließen spezielle Fähigkeiten, Interessen und Talente des jeweiligen Bürgerhelfers ein.

Die Motive der Bürgerhelferinnen zur Begleitung und Unterstützung psychisch kranker Menschen sind sehr verschieden; aber alle bieten sie Anteilnahme, mitmenschlichen Beistand und Erfahrungswissen aus ihrem jeweiligen lebensgeschichtlichen und beruflichen Hintergrund. Vom Haus erhalten die Bürgerhelfer Supervision, Fortbildung und einen Arbeitsvertrag auf Geringfügigkeitsbasis.

»Wir, die Bürgerhelfer, sind ein lustiges Grüppchen, das nicht unterschiedlicher sein kann. Ein Schauspieler und Filmemacher mit fotografischen Ambitionen, schon jenseits der 50, aber immer noch neugierig, möchte sich austauschen und einmischen – mit anderen etwas auf die Beine stellen. Die anderen sagen: Immer hungrig! Und noch ein paar Jährchen mehr ... an Lebenserfahrung – bringt eine Kollegin mit, die Grafikerin & Kommunikationsdesignerin ist... und seit Urzeiten Hausfrau und Mutter! Bei den Patienten ist ihr Apfelstrudel heiß begehrt. Dazu kommt die frühere Keramikerin, Kabarettistin, Schauspielerin, alleinerziehende Mutter. Patienten bezeichnen sie als offen, kreativ & impulsiv. Einige Stimmen behaupten: Verdammt gutaussehend! Die immer radelnde, fröhlich spirituelle, gern singende Singlefrau und Fremdsprachensekretärin mit blondem Wuschelkopf liebt Kommunikation und hat stets ein offenes Ohr für andere. Lebensmotto: Leben und leben lassen. Das Küken in der Gruppe ist von Beruf Polizist, von dem er immer behauptet: ein ganz normaler Job! Er wird von den Patienten geliebt und gefürchtet. Dank eines eigenen Pferdes - immer unterwegs: Denn Stillstand ist Rückschritt!

Wann wir arbeiten?

Jeden Abend ist einer von uns BürgerhelferInnen von 17.00 - 20.30 Uhr in der Nachtklinik zur Stelle. Nach einer kurzen Übergabe des diensthabenden Teams über die anwesenden Patienten setzen wir uns ins Wohnzimmer an den großen Tisch zur Abendrunde: ein tägliches ›Pflichtprogramm‹, bei dem jeder Patient da sein sollte, um über seine Aktivitäten des Tages und seine Stimmung zu berichten. Mal ausführlich, mal karg, wie sich der jeweilige eben gerade so fühlt.

Was machen wir eigentlich?

Zweimal in der Woche erstellen wir mit den Patienten gemeinsam den allseits beliebten Putzplan, der beinhaltet, dass Bäder, Flur, Küche, Wohnzimmer jeden Tag geputzt werden müssen. Und das soll mit unserer Hilfe dann doch einigermaßen gerecht aufgeteilt werden. Die wenigsten reißen sich verständlicherweise um diesen Job, obwohl es manche tatsächlich auch ausgesprochen gern machen. Es folgt der schon etwas angenehmere Teil: der Speiseplan! Befindet sich ein ›Meisterkoch‹ aus Leidenschaft unter den Patienten, sind die Mitpatienten froh, wenn dieser öfter den Kochlöffel schwingt; und die anderen übernehmen dann gern die ›niederen Dienste‹ wie Tisch decken und abräumen. Danach verspüren alle doch schon beachtlichen Hunger, und es ist höchste Zeit, mit der Zubereitung vom Abendessen zu beginnen. Da bei vielen Patienten die Kochkunst beim Öffnen der Ravioli-Dose oder beim Aufbacken der Fertigpizza beginnt und endet, versuchen wir ihnen zu zeigen, dass auch sie mit frischen Tomaten, Lauch und anderem Gemüse ein wunderbares Essen zaubern können; und wie viel Spaß es bereiten kann, gemeinsam zu schnipseln, zu würzen und zu probieren. Mit großer Freude und noch größerem Hunger setzen wir uns alle an den schön gedeckten Tisch. Für viele Patienten ist dieses gemeinsame Essenserlebnis eine völlig neue Erfahrung: Man isst und genießt gemeinsam und dabei wird man neugierig: Wie kocht man das? Wie würzt man so etwas. Gerade bei den exotischen Speisen, die oft durch die unterschiedliche kulturelle Herkunft der Patienten auf den Tisch kommen, ist das recht spannend. So lernt jeder von jedem. Und wir Bürgerhelfer unterstützen, wo nötig. Und lernen auch selbst dabei!

Was machen wir noch?

Jeder von uns hat da natürlich seine eigene Art, mit den Patienten umzugehen. Ausgangspunkt eigentlich immer ist die Frage: Wie ist die allgemeine Stimmung? Kann man mit der ganzen Gruppe noch etwas unternehmen oder will sich der eine oder andere ins Zimmer zurückziehen, weil der Tag heute eh schon so anstrengend war? Oder kann man noch zu einem Spiel in der Gruppe motivieren? Vielleicht flaniert man auch an einem schönen langen Sommerabend noch durchs Viertel, geht auf der Theresienwiese eine Runde joggen, im Hof des Atriumhauses eine Partie Tischtennis spielen - oder gönnt sich beim Italiener eine Kugel Eis. Oder man spricht über Gott und die Welt. An kalten Winterabenden liest man einmal eine spannende Geschichte vor: von anderen Menschen und deren auch oft ruhelosem, komplizierten Leben: Da entwickeln sich auch einmal Gespräche übers eigene Leben, wo man gerade selbst steht, wie man damit umgeht, ob man glücklich oder unglücklich ist. Am schönsten ist es, wenn die Gespräche persönlich, offen und ehrlich werden, sich keiner vorm andern verstecken muss und sich dumm vorkommen, weil es ihm halt gerade ziemlich dreckig geht und es ihm vorkommt, als wäre das Leben aus den Fugen geraten. Und manchmal ist es einfach nur gut mit einer gerade sehr verzweifelten Patientin, der alles sinnlos scheint, in die Küche zu gehen und ein Brot zu backen.

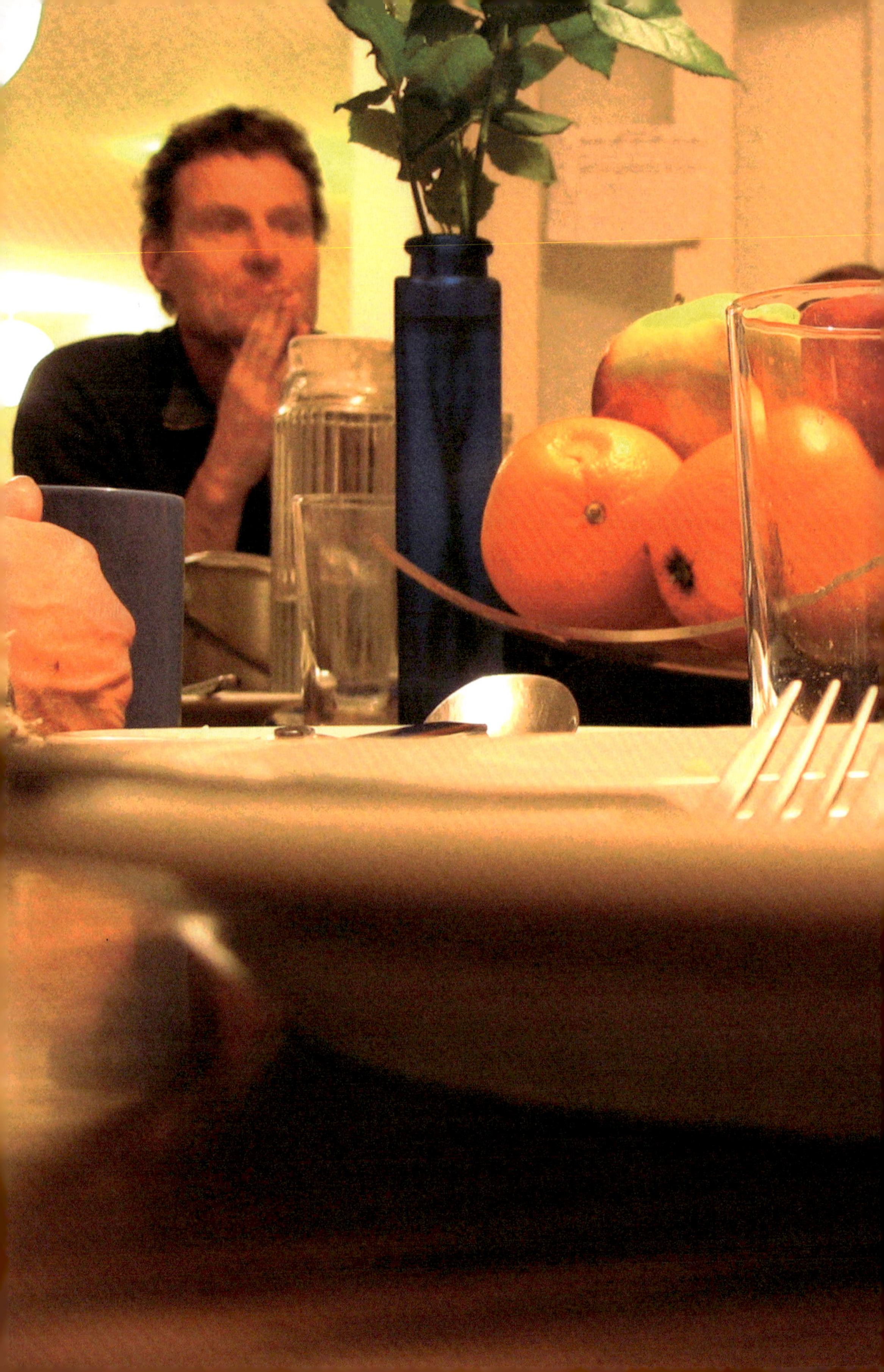

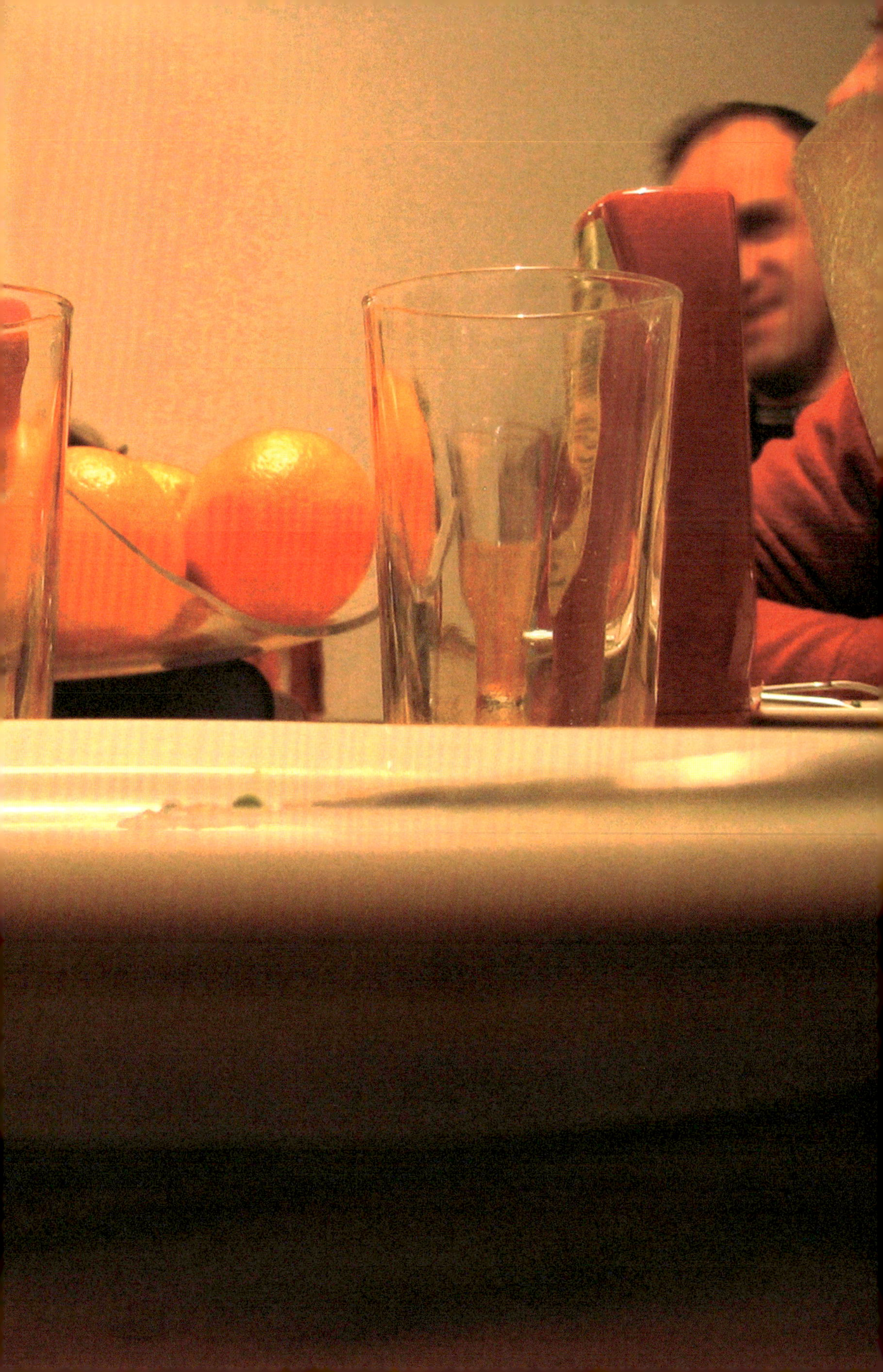

Warum machen wir das?

Weil wir für diese Menschen mit ihren oft so krummen Lebensgeschichten, die aber auch so liebenswert sind, da sein wollen, weil wir ihnen als ganz normale Menschen gern zur Seite stehen, weil wir ihren Problemen gern aus unserer nicht-therapeutischen Sicht mit ganz normalen Menschenverstand begegnen. Sie zum Lachen zu bringen, abzulenken, ihnen trotz ihres oft großen Unglücks ein Stückchen zu helfen, die schönen Seiten des Lebens noch zu bemerken, so klein sie auch manchmal sein mögen – das machen wir gern, das macht Freude und gibt auch unserem Leben Sinn.

Wie geht's uns miteinander?

Gut! Wir treffen uns einmal im Monat, besprechen den Dienstplan und reden über all das, was uns wichtig erscheint: über die Patienten, die gemeinsame Arbeit, was uns gefällt, was uns stört, - und genießen dabei den leckeren Kuchen, der meist mitgebracht wird.«

Angelika Beier, Karin Juritza, Monika Müller, Matthias Petersen, Jürgen Wich, aus Atriumhaus Jahresbericht 2006 (leicht verändert)

ZWISCHEN ALLTAG UND VISION: WAS TÄTIG SEIN IM ATRIUMHAUS BEDEUTET

IMMER WIEDER ALLES NEU

Der Arbeitsalltag im Atriumhaus ist und bleibt auch über die Jahre hinweg spannend und herausfordernd. Mitarbeiter und Teams arbeiten in einer Atmosphäre von gegenseitiger Neugier und Achtung zusammen, die Hierarchien sind flach; ein reger Austausch von Ideen und Informationen ist an der Tagesordnung. Da wurden Mitarbeiterinnen gesucht, ausgewählt, zusammengeführt, die trotz anspruchsvoller Arbeit gerne Neues entdecken und ausprobieren, Lust haben, über den Tellerrand ihrer eigenen Tätigkeit, Ausbildung und Erfahrung zu blicken. Methoden, Therapierichtungen und fachliches Können werden – so will es das Konzept – mit Freude und Spaß an Innovation, an Weiterentwicklung, am Experimentieren kombiniert.

Stimme

»Ein Miteinander zu gestalten, das Denk- und Spielräume öffnet, gegenseitige Wertschätzung und Begegnung auf Augenhöhe ermöglicht und fördert: So konnte eine aktive gesprächs-, gestaltungs- und verhandlungsbereite Kultur entstehen, in der Widersprüchliches, Unkonventionelles und Überraschendes Platz haben durfte und Verschiedenartigkeit erlaubt war- ein großer Reichtum von Vielfalt, der sich in der Arbeit mit unseren Patienten als inspirierendes Potential erwies. Ihnen selbst offen und direkt zu begegnen, sich authentisch für ihre Lebenssituation zu interessieren, wurde so zu einer selbstverständlichen Haltung, die das gemeinsame Erscheinungsbild des Atriumhauses maßgeblich prägte und das Arbeiten aller bestimmte.«

Michael Welschehold, aus der Rede zur Verabschiedung von Gabriele Schleuning im Mai 2018

Das hat seinen Preis: Ein Konzept, das sich als dynamisch, innovativ, flexibel, transparent, individuumszentriert und partnerschaftlich versteht, stellt hohe Ansprüche an seine Mitarbeiter.

Routinen zu entwickeln, die dann über längere Zeit in Ruhe umgesetzt werden können, ist im Atriumhaus nicht einfach. Zu hoch ist der stete Anstoß zu Erneuerung und Verbesserung. Dann werden Konzepte und Therapieinhalte verändert, Teams neu zusammengestellt, Mitarbeiterinnen müssen die Abteilung wechseln.

Es fällt nicht leicht, die Tätigkeit im Atriumhaus in einem durchschnittlichen Tempo abzuleisten, Pausen einzuhalten, Luft zu holen, nach dem Arbeitstag abzuschalten. Die „corporate identity", der Grad an persönlicher Identifikation mit der eigenen Arbeit und dem Hause, ist hoch und fraglos auch wichtig für ein Haus, das es sich zum Ziel gesetzt hat, neue Wege zu gehen. Für die Mitarbeiter bedeutet das, sich stets der Gefahr der Selbstausbeutung zu widersetzen; im ehrgeizigen Klima der Modellinstitution wird leicht ein Zuviel an Kräften eingesetzt, ohne dass eigene Bedürfnisse (z.B. nach Kontinuität in der Arbeit) genügend Beachtung finden. Vor allem die interne Rotation von Mitarbeiterinnen zwischen Settings und Teams zwecks Umsetzung eines neuen Konzepts, für die „Dream-Teams" getrennt wurden, hat durchaus immer wieder zu Unmut oder Kummer geführt.

Und das ambivalente Verhältnis des einen oder anderen Mitarbeiters zu von Leitungsseite gern gebrauchten Begriffen wie „Vision" oder „Projekt" hat nicht selten Gefühle von Überforderung, „Nicht-gut-genug-Sein", Schwäche und Ohnmacht ausgelöst. und es braucht auf allen Ebenen Mitarbeiterinnen die, ohne darüber zu streiten, gleichwertig beide Seiten vertreten. Manche Kollegen haben auch nach einigen Jahren des „Powerns" Lust, ihre Fähigkeiten mal wieder mit geringerem Innovationsdruck in einer anderen Institution oder Abteilung auszuüben.

»Viele, unzählbare Projekte wurden gestartet - und auch wieder eingestampft, vergessen, ersetzt durch noch neuere, noch bessere; was manchmal auch ganz schön anstrengend war: ›Ach, Gabi! ... schon wieder was Neues!‹ Schon wieder was Neues, das einfach mal losgehen sollte, nicht immer mit einem ausgefeilten Plan eingangs, aber immer mit überbordender Begeisterung von Deiner Seite. Manches Projekt ging so rasch wie es gekommen war. Viele blieben aber auch und waren erfolgreich.

Und es war ja auch toll: Neues ausprobieren – wenn's gut wird war's gut, bereichernd und erhaltenswert, wenn es nicht gut war, dann wurde es halt wieder eingestampft. Hauptsache alles im Fluss.«

Ingrid Schäfer (2018), aus der Rede zum Abschied von Gabriele Schleuning

In den fast 25 Jahren seit seiner Eröffnung haben die Teams des Atriumhauses verschiedene Phasen durchlaufen. Nach der Anfangszeit mit großer Idealisierung und fast familienähnlichem Zusammenhalt waren Phasen der Ernüchterung immer wieder gefolgt von solchen des Aufbruchs und der Erneuerung bei über die Zeit zunehmender Professionalisierung. Veränderungen in der Psychiatrie- und Gesundheitsszene leisteten von außen ihren Beitrag zu notwendigen Veränderungen im Atriumhaus und prallten – ergänzend zum Innovationsdruck von innen – immer wieder auf den Wunsch der Mitarbeiter und Teams nach Stabilität, danach, solide therapeutische Arbeit zu leisten, gut miteinander und nach außen zu kooperieren, den Betroffenen emotionale Unterstützung, Partner und praktische Hilfe zu sein - ein immerwährender Spagat.

Sich und die eigene Tätigkeit immer wieder anzupassen an veränderte Anforderungen, sich offen mit der Kritik von Vorgesetzten, Mitarbeiterinnen, Betroffenen und Angehörigen auseinanderzusetzen, Fehler nicht als persönliches Versagen zu verstehen, sondern als Möglichkeit zu lernen, musste parallel zu aller Innovation gelernt werden. Laufende Fortbildung, Supervision und Intervision leisten dafür einen wertvollen Beitrag.

BALANCE ZWISCHEN NÄHE UND DISTANZ

Das Atriumhaus ist ein Behandlungsort mit einer besonderen, sehr individuellen Atmosphäre. Der Umgangston ist herzlich, oft familiär, Kontakte erstrecken sich häufig über Jahre. Weil die therapeutische Arbeit getragen ist von dem Wunsch nach möglichst viel Normalität, kommt man einander unweigerlich sehr nahe. Wie nahe, wie persönlich können, sollen die einzelnen Begegnungen sein, was ist „Programm"?

Immer wieder gehen die Meinungen dazu auseinander. Manche Mitarbeiterinnen behandeln gern mit großem persönlichem Einsatz, mögen es Patienten zu Hause zu besuchen, begleiten sie ein Stück in deren Alltag, sind fast immer für sie erreichbar. Andere Mitarbeiter scheuen die enge Begegnung, z.B. beim Hausbesuch, legen Wert auf professionelle Distanz, halten eine persönliche Atmosphäre im Gespräch für gefährlich, weil abhängigkeitsfördernd und die Realität der Beziehung zwischen Behandler und Behandeltem verfälschend.

Die seelischen Ausnahmezustände, in denen die meisten unserer Patientinnen ankommen sind akut und krisenhaft zugespitzt; und die Zeit, die zur Verfügung steht um zu helfen ist knapp bemessen – hohe Anforderungen an die therapeutische Beziehung. Dabei sein und zuhören sollen die Mitarbeiterinnen und gleichzeitig den Menschen und seine krisenhafte Situation in kürzester Zeit verstehen; sie sollen Erfahrungen, Risiken und mögliche Wege aus der Krise abwägen und im Erkennen des Ist-Zustandes schon erste therapeutische Schritte des Ordnens, Stützens und Stabilisierens tun.

Die dadurch entstehende Nähe zwischen Therapeutinnen und Patienten ist oft groß, der Kontakt wird schnell intensiv. Behutsam müssen daher vor jeder therapeutischen Maßnahme die Wünsche und Vorstellungen der Patientin selbst erfragt, Ängste und Vorbehalte ernst genommen werden; und jederzeit gilt es darauf zu achten, dem Menschen in der Krise nicht zu nahe zu treten, seinen „Eigensinn" zu achten, ihm den Kontakt nicht aufzudrängen.

»...Für uns Mitarbeiter ist die offene Tür oft sehr anstrengend. Das rasche Kommen und Gehen ist schwer überschaubar: Taubenschlag, Durchzug, Bahnhof, Risiko. Mit den Jahren haben wir gelernt, das Schließen der Tür immer besser durch Kontakt, Präsenz, Nähe und Beziehung zu ersetzen.«

aus: 10 Jahre Atriumhaus, Ein Beitrag von MitarbeiterInnen (2004)

Dass eine behutsame Beziehungsgestaltung dieser Art Zeit kostet und damit Geld, ist unschwer erkennbar. Enge Budgetvorgaben zwingen zu hoher Disziplin. Die Gefahr eines Wiederauflebens autoritärer, protektiver und bevormundender Haltungen steht im Raum. Diese unterschiedlichen Anforderungen werden von Betroffenen wie Mitarbeitern wahrgenommen und diskutiert.

Eine weitere Gefahr, die mit der besonderen Art therapeutischer Beziehung einhergehen kann, sind Spaltungsprozesse zwischen „den Mitarbeiterinnen" und „den Patienten". Scheinen solche auf, beobachten wir sie aufmerksam und verwenden viel Energie wird darauf, sie auszuräumen und trotz beschränkter Kapazitäten eine partnerschaftliche, konstruktive und der Gesundung förderliche Atmosphäre zu erhalten. Teil der therapeutischen Beziehung ist es immer, frühzeitig das Selbsthilfepotential der Patientin und ihr Empowerment zu stärken und uns immer wieder auf die Notwendigkeit eines gegenseitig ausgesprochenen therapeutischen Bündnisses zwischen Patient und Therapeutin zu besinnen: Kooperation ist zumutbar, das gilt auch für Menschen in Krisen.

Auch die Patienten haben unterschiedliche Wünsche. Durchaus wollen manche ein Stück Anonymität wahren und es fällt ihnen leichter, sich dem therapeutischen Kontakt zu öffnen, wenn ihre private Identität und die der Betreuer außen vor bleibt. Gerade Menschen, die das Atriumhaus nur punktuell in akuten Krisen nutzen, brauchen und wollen keine „therapeutische Heimat"; sie kommen mit einem klaren Auftrag, zeigen wenig Interesse am „Drumherum" des Hauses und gehen nach kurzer Zeit gestärkt weg, zurück in ihre eigene Welt. Anders ist dies oft bei Menschen, die nach langer Hospitalisierung in therapeutischen Einrichtungen mühsam lernen, „draußen" in einer eigenen Wohnung selbständig zurechtzukommen. Sie wünschen sich meist eine engere Anbindung und machen zwischen dem Gegenüber als Mensch und als Profi-Helfer keinen Unterschied. Um die Sorgen und Schwierigkeiten dieser Menschen wirklich nachvollziehen zu können, um ihr Vertrauen zu gewinnen und sie entsprechend hilfreich zu unterstützen, braucht es manchmal eine nahe, im Alltag verwurzelte Bindung. Gelingt es, dennoch nicht die erforderliche therapeutische Distanz zu verlieren, kann eine solche ganz persönliche therapeutische Begleitung gerade für sehr kranke Menschen besonders stabilisierend wirken.

Grundsätzlich hat das Thema „Nähe und Distanz“ noch einen anderen Aspekt, nämlich den von „Dialog und Trialog“, wie ihn fortschrittliche psychiatrische Konzepte vertreten, beispielsweise in der „Subjektiven Seite der Schizophrenie“[11]. Dazu müssen wir auch im Atriumhaus noch viel lernen; uns weg zu bewegen von der traditionellen Organisation einer Klinik mit ihren Regeln, ihrem Machtgefälle und ihrer Teilung in „Gesunde“ und „Kranke“; müssen uns mehr in Richtung echter, trialogischer Zusammenarbeit zwischen Behandlern, Behandelten und deren Angehörigen entwickeln. Immer noch fühlen sich Patientinnen und Angehörige zu oft übergangen und bevormundet, haben das Gefühl, zu wenig einbezogen zu sein, sich an nicht nachvollziehbare Regeln halten, sich in vorgegebene institutionsbezogene Programme hineinzwängen zu müssen. Was wir tun können um uns dieser Anforderung zu stellen, ist einander ernst zu nehmen, uns für Anregungen und Kritik zu öffnen, eigene Positionen zu reflektieren, aber auch zu vertreten, indem wir sie genau erklären und begründen und so in steter lebendiger Diskussion zu bleiben.

[11] Die „Subjektive Seite der Schizophrenie“ ist eine ursprünglich von Dieter Naber und Michael Krausz initiierte Tagungsreihe, die sich seit vielen Jahren auf trialogische Weise mit Themen wie Patientenorientierung, Entstigmatisierung und Empowerment in der psychiatrischen Versorgung befasst.

MEHR ALS EIN ARBEITSPLATZ, MEHR ALS EIN ORT DER BEHANDLUNG

ALLTAG IM ATRIUMHAUS

Im Atriumhaus werden nicht nur therapeutische Gespräche geführt, Menschen gehen nicht nur in ihrer Rolle als Behandelte und Behandler aus und ein. Mit seinen vielen unterschiedlichen Räumen und Angeboten ist das Haus auch ein Treffpunkt, ein Ort zum Sitzen und Verweilen, zum Sich-Umsehen, Sich-Unterhalten, und nicht zuletzt ein Ort zum gemeinsamen Feiern.

Auf den Fluren, im Treppenhaus, im Garten, auf den Wegen zwischen den in verschiedenen Häusern angesiedelten Abteilungen und zu den öffentlichen Verkehrsmitteln finden viele zufällige Begegnungen statt; man unterhält sich über die neuen Bilder, die im Treppenaufgang ausgestellt sind, setzt sich für einen Moment miteinander auf die Stufen, begrüßt mitgebrachte Kinder, raucht zusammen eine Zigarette, nascht aus einer angebotenen Haribo-Tüte. Für Patienten wie Mitarbeiterinnen ist es angesichts des oft hektischen Alltags gleichermaßen wichtig, immer wieder aus den vorgegebenen Rollen herauszutreten und sich als Teil einer Gemeinschaft zu fühlen, die sich nicht nur über Kranksein und Gesundwerden definiert. Gerade diese „anderen" Themen und Gespräche kennzeichnen eine ganz eigene Kultur der Begegnung. In einer Situation, in der Gespräche für gewöhnlich schmerzvolle, schweigepflichtige Inhalte haben und in der die harmlos gemeinte Allerweltsfrage „Na, wie geht´s Ihnen denn?" äußerst unangebracht sein kann, wird z.B. der Austausch über Alltägliches wie das Essen, die Gestaltung der Räume und die Freizeitunterhaltung zum Vehikel freundlicher Kontaktaufnahme. Aus diesem Grund passt die Einrichtung und äußere Gestaltung des Hauses mit der eher an eine Wohngemeinschaft erinnernden Atmosphäre durchaus zum Konzept. Möglichst wenig soll an die kühle, unpersönliche, der Welt „draußen" entrückte Stimmung erinnern, die gerne in Kliniken herrscht. Es soll aussehen wie es eben in einem Haus aussieht, in dem Menschen leben; arbeiten, miteinander sprechen, leiden, streiten, Spaß haben, schlafen, essen. Dafür wird ein gewisses Maß an Unordnung und Improvisation in Kauf genommen; dafür wird aber auch immer wieder mit Zeitaufwand, Mühe und großem Spaß an der Gestaltung gearbeitet.

So sehr, und zu Recht, die Mitarbeiter beklagen, was alles im Atriumhaus unpraktisch, zu klein, zu eng, zu alt, ist, so sehr wird das Haus in all seiner Verwinkeltheit und Merkwürdigkeit doch auch von den meisten als ein unverwechselbarer und in diesem Sinne auch heimischer Ort geschätzt. Im Großen und Ganzen ist die Atmosphäre unter den Mitarbeiterinnen von freundlicher Entspanntheit, und es herrscht ein familiärer, dabei respektvoller Umgangston. Über die Jahre haben die Mitarbeiter gelernt, sich immer wieder kleine Inseln zum Durchatmen zu schaffen, sei es mit Kaffee und Keksen zu viert zusammengerückt auf der langen Eckbank im Stationszimmer oder zwischen zwei Ambulanzterminen, bei einem kurzen Plausch mit und ohne Zigarette im Eingang zum Garten.

JAHRESRHYTHMEN

Seit fast 25 Jahren zuverlässig wiederkehrende Rituale wie das mittlerweile legendäre Sommerfest des Atriumhauses, die Weihnachtsfeier und das Aschermittwochs-Essen bilden eine Brücke zwischen den bedrückenden Anlässen, wegen derer die meisten Patienten das Haus aufsuchen, hin zum Schönen, Angenehmen, zum „ganz normalen" Leben und fördern das Gefühl von Zusammengehörigkeit. Musische und künstlerische Interessen und Ideen finden hier eine Bühne. Für das Sommerfest werden die mittlerweile schön renovierten Höfe, die dem Atriumhaus seinen Namen gegeben haben, geschmückt; es finden Versteigerungen, Verlosungen, Flohmärkte und Spiele statt, der Garten verwandelt sich in ein buntes, fröhliches, lautes Lokal. Patientinnen, Mitarbeiter und deren Angehörige, Versorgungspartnerinnen, Politiker, Nachbarn, Freunde und Angehörige von Patienten treffen aufeinander, besichtigen die Abteilungen, diskutieren - dem eigentlichen Fest ist in jedem Jahr ein Symposium zu aktuellen psychiatrischen Themen vorgeschaltet -, essen, trinken und tanzen miteinander, überbieten einander bei der Tombola. In den Tagen und Wochen vor dem Fest werden in allen Abteilungen Aufgaben verteilt, die Dekoration erarbeitet, das Programm zusammengestellt, in der Küche herrscht Hochbetrieb, die Ergo- und Kunsttherapie trägt ihre schönsten Erzeugnisse für Ausstellung und Verkauf zusammen. Am Tag vor dem Fest hoffen alle auf möglichst schönes Wetter – um sich dann, wenn es doch mal wieder regnet, mit dicken Pullis und Regenjacken über dem bunten Festgewand, einträchtig unter den in letzter Minute notdürftig aufgestellten Schirmen und Zelten zu versammeln.

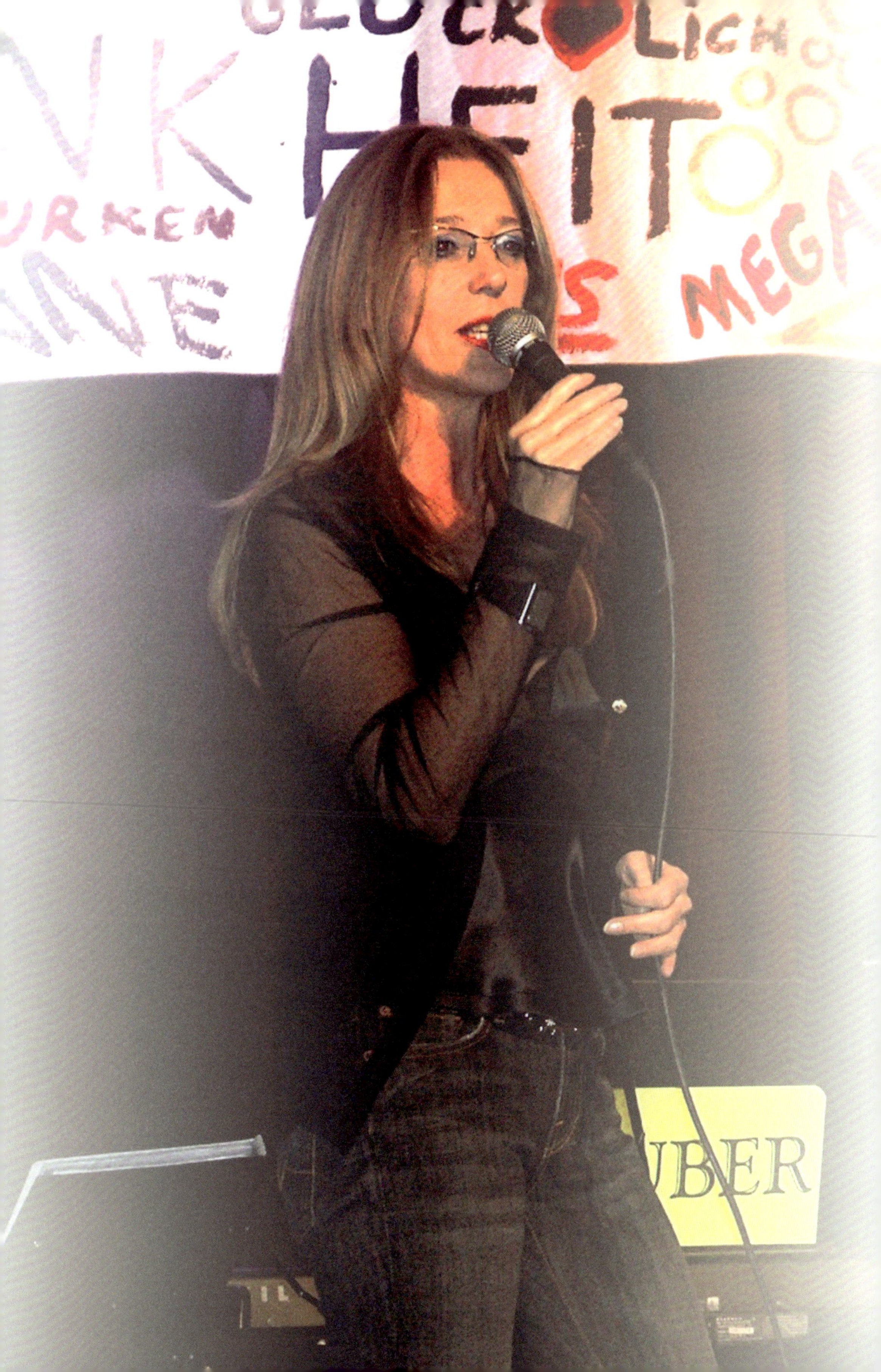

FLÜGGE GEWORDEN, ABER NICHT LOSGELÖST – DAS MITEINANDER VON ATRIUMHAUS UND „MUTTERHAUS“

Das Atriumhaus war die erste „Tochter“, die sich von der „Mutter Haar“ räumlich und konzeptuell unabhängig gemacht hat, um selbstbewusst, entschlossen und mit neuen Ideen auszuziehen „in die Gemeinde“.

Bei aller weiterhin bestehenden Verbundenheit und Zusammenarbeit im Alltag blieben da Gefühle von gegenseitiger Fremdheit, Rivalitäten und Spaltungsprozesse nicht aus. Lange wurde das Atriumhaus von dem einen oder anderen Haarer Kollegen als ehrgeiziger, arroganter Sprössling erlebt, der eigentlich gar nichts anders - geschweige denn besser - macht, aber alles besser zu wissen vorgibt und darüber hinaus den anderen Stationen Behandlungsplätze wegnimmt. Umgekehrt wurde das Mutterhaus Haar von Mitarbeiterinnen des Atriumhauses mehr oder weniger offen als schwerfällige, nicht mehr zeitgemäße Institution mit überholten Konzepten wahrgenommen. Zu diesen „Mutter-Tochter-Konflikten“ trugen natürlich auch die Patientinnen das ihre bei; indem sie die tatsächlichen Unterschiede, aber auch unterschwellige Spannungen sensibel wahrnahmen, Gepflogenheiten miteinander verglichen und, je nach Sympathie auch gegeneinander auf- oder abwerteten. Tatsächlich hat sich, obwohl viele Mitarbeiter des Atriumhauses aus Haar kamen, in der anderen Atmosphäre der „Tochter“ schnell eine neue Kultur mit anderen Formen des Umgangs, anderen Routinen und anderen Ausdrucksweisen entwickelt. Und bis heute erfordert eine konstruktive, reibungslose Zusammenarbeit der Kolleginnen aus den beiden Häusern immer wieder Geduld, Fingerspitzengefühl und ganz bewusste gegenseitige Achtung.

Hilfreich für das gegenseitige Verständnis und versorgungspsychiatrisch wertvoll und wichtig war, dass die ärztliche Leitung des Atriumhauses im Jahr 2010 die damals fünf Akutstationen im Mutterhaus Haar, die für München Süd und West, das Zuständigkeitsgebiet des Atriumhauses aufnahmepflichtig sind, mit übernommen hat. Gemeinsam mit Christine Ernst-Geyer, einer erfahrenen Pflegedienstleitung, die diese Stationen bereits am Standort Haar geleitet hatte, wurde so eine neue Ära der Zusammenarbeit eingeleitet.

Ärztliche und Pflegedienstleitung kennen die Mitarbeiter und Gegebenheiten hier und dort und können so Belange des jeweils anderen Standorts authentisch vertreten und in eine fruchtbare Zusammenarbeit einbringen.

Bewährt haben sich gegenseitige Hospitationen, Vertretungen, Rotationen von Mitarbeiterinnen aller Berufsgruppen, gemeinsame Projekte zur Entwicklung von Therapiekonzepten, so z.B. für Borderlinestörungen oder psychisch erkrankte Eltern, und ebenso wie regelmäßige, von Leitungsseite begleitete „Sightseeings" für alle neuen Mitarbeiter zur Besichtigung der jeweils anderen Standorte der Klinik Süd.West.

Seit einigen Jahren begleitet eine „Entlasslotsin" Patienten beim Übergang von der stationären Behandlung am Standort Haar in die teilstationäre oder ambulante Weiterbehandlung im Atriumhaus; dass dieser Übergang um vieles besser klappt, wenn nicht nur die Patientin eine Begleitung hat und sich schon bildlich vorstellen kann wo sie weiter behandelt werden wird, sondern auch wenn die Mitarbeiterinnen der Haarer Stationen die Schnittstelle zum Atriumhaus mit einem vertrauten Gesicht verbinden, hat sich seither vielfach gezeigt.

Alles geht besser in der Zusammenarbeit, wenn man Namen mit Gesichtern, Orte mit Farben, Einrichtung und Atmosphäre verbinden kann.

|5

GEMEINDE, PARTNER, MITSTREITERINNEN

Krankheit an sich reißt aus der Geborgenheit heraus, die Familie, Freundschaften, Nachbarn, Arbeitskollegen üblicherweise vermitteln. Und zunächst bedeutet Behandlung immer Fremdhilfe und macht den Kranken zum Objekt einer helfenden Beziehung, hilflos oder hilfebedürftig, passiv und abhängig. Während die Therapeutin aktiv ist, unabhängig und mit Macht ausgestattet. Aber gerade bei seelischen Problemen muss Behandlung immer auch Maßnahmen zur Krankheits- und Lebensbewältigung in Gang setzen. Den Kranken zur Selbsthilfe anregen und seine grundsätzliche Eigenständigkeit und Eigenverantwortlichkeit neben seine zeitweilige und partielle Hilfebedürftigkeit stellen. Ein formalisierter, lebensweltferner Klinikalltag fördert dies nicht, sondern ist dazu geeignet, den von einer seelischen Störung betroffenen Menschen immer weiter von seinen lebendigen, gesunden Anteilen und Kompetenzen zu entfernen. Die Erkrankung wird zur wichtigsten Grundlage der Selbstdefinition, da nahezu jeder Kontakt innerhalb des Krankenhauses mit ihr zu tun hat. Die Distanz zum gewohnten Lebensumfeld wächst, das Zuhause wird fremder als die Klinik.

Die in den 1970er Jahren entstandenen Ideen der „Gemeindepsychiatrie" haben hier ihren Ursprung. Sie sind mehrdimensional angelegt. Zum ersten beziehen sie sich auf den psychisch erkrankten einzelnen Menschen und dessen persönliches Umfeld, zum zweiten auf die Gesellschaft, d.h. die Gemeinde und Nachbarschaft, zum dritten auf die zuständigen psychiatrischen und psychosozialen Hilfe- und Behandlungseinrichtungen.

Der psychisch erkrankte Mensch soll die Möglichkeit haben, ein durch seine gesunden Anteile bestimmtes Leben in einem möglichst normalen sozialen Umfeld zu führen.

Die Gesellschaft soll die psychisch erkrankte Mitbürgerin nicht meiden oder ausgrenzen, sondern sie in Form eines von Vielfalt und Toleranz geprägt sozialen Miteinanders annehmen.

Die psychiatrischen Versorgungseinrichtungen sollen die Sorge um die Bürger ihrer Region, die psychiatrische Hilfe benötigen, als Gemeinschaftsaufgabe verstehen und mit abgestimmter Aufgaben- und Rollenverteilung wahrnehmen. Auf diesem Hintergrund waren sowohl die Vermittlerrolle zwischen Psychiatrie und Öffentlichkeit als auch die Verbund- und Vernetzungsarbeit mit den psychiatrischen Versorgungspartnern von Beginn an wesentliche Pfeiler des Konzeptes Atriumhaus.

»Mit unterschiedlichem Schwerpunkt suchen wir bei all diesen Aktivitäten nach Möglichkeiten, Kontakte und Begegnungen zwischen Psychiatrie und Gesellschaft zu fördern, Einblicke zu ermöglichen, Wissen zu vermitteln und Berührungsängste abzubauen. Um denen, die schon mit der Psychiatrie Kontakt haben, die Rückkehr in die Gesellschaft zu erleichtern, und denen, die erstmals in eine seelische Krise geraten, den Weg hin zu geeigneten psychiatrischen Hilfen zu ebnen.«

Aus dem Jahresbericht 2006/2007

Die Verlagerung des Lebens- und Behandlungsmittelpunktes psychisch erkrankter Menschen in ein „normales" Wohnumfeld und das gemeindenahe Ansiedeln psychiatrischer Einrichtungen haben die Psychiatrie öffentlicher und sichtbarer gemacht. Der Schulterschluss zwischen Angebotsträgern unterschiedlicher Art, durch verschiedene Behandlungs- und Organisationskulturen oft erschwert, wird durch die räumliche Nähe erheblich erleichtert; die Einbindung aller in die Gemeinde zwingt zum Arbeiten im Verbund der Mitbehandler.

TÜR AN TÜR MIT DER PSYCHIATRIE - DIE NACHBARN

Erzählung

Es war nicht das erste, sondern das zweite Weihnachten nach Eröffnung des Atriumhauses, als die Damen an der Rezeption uns einen Herrn ankündigten, der einen großen Korb mit sich trüge. Zu unserer Überraschung handelte es sich bei dem Herrn um den Inhaber der Apotheke vorn am Eck zur Lindwurmstraße. Und der Korb enthielt Köstlichkeiten, an denen sich die Mitarbeiterinnen, die an den kommenden Feiertagen Dienst hatten, erfreuen sollten. Warum dieses Geschenk? Keine Frage, der Apotheker macht sein Geschäft mit unseren Patienten, denn die von uns verordneten Medikamente zur Gemütsstabilisierung, Stimmungsaufhellung, Psychoselinderung haben ihren Preis. Aber er und seine Angestellten reichen unseren Patientinnen, seinen Kundinnen, nicht nur die Packungen mit den Arzneimitteln über die Theke, sondern sie schenken ihnen auch Respekt und Freundlichkeit. Und ab und zu, so wird uns erzählt, haben sie sogar den einen oder anderen Scherz parat und, im Falle ein Patient wird ›Stammkunde‹, zusätzlich sogar eine Packung Tempos.

KONTEXT

Das Atriumhaus liegt in einem alten Viertel der Münchner Innenstadt in einer kleinen Seitenstraße, umgeben von älteren und neuen Mehrfamilienhäusern, die nächsten Läden gleich um die Ecke. Kein besonderer Abstand, keine Trennung zwischen der Klinik und ihren Nachbarn. Um das Atriumhaus herum sind in den letzten Jahren auf vormals brachliegenden Grundstücken Wohnblöcke entstanden, in die junge und alte Leute, Familien und Alleinstehende eingezogen sind. Von ihren Wohnungen und Balkons kann man in die Zimmer des Atriumhauses oder in den Garten hineinsehen.

Wie jedoch erleben die direkten Nachbarn, die nichts mit dem Haus zu tun haben, die alltäglichen Begegnungen? Fallen die ab und an ungewöhnlich gekleideten, die traurig, ängstlich, verwirrt, euphorisch oder zerstreut wirkenden Menschen auf ihrem Weg zum und vom Haus auf? Fühlen sich Nachbarn gestört durch die Nähe der erkrankten Menschen? Wieviel aus der Norm fallendes Verhalten „verträgt" eine Gemeinde? Was ist an Aufklärung und Vermittlung zu leisten, damit sich alle als Teil derselben Gesellschaft fühlen und einander respektieren können?

Nur zu gut sind uns allen die vielen, z.T. sehr hässlichen Diskussionen um die Ansiedlung von psychiatrischen Pflegeheimen, Wohngemeinschaften, Entwöhnungsabteilungen u.ä. in Erinnerung; gleichzeitig sind Berührungsängste und Befürchtungen, was z.B. die Gefährdung von Kindern in unmittelbarer Nähe zu behandlungsbedürftigen psychisch Kranken betrifft, auch verständlich, vor allem auf dem Hintergrund mangelnder Information und mangelnder positiver Vorerfahrungen. Ein Wir-Gefühl mit psychisch erkrankten Menschen ist in breiten Teilen der Gesellschaft noch nicht erreicht. Wenn wir, die Mitarbeiter des Atriumhauses, vor der Arbeit oder auf dem Weg zurück nachhause noch auf die Schnelle im Café an der U-Bahn einen Espresso trinken, beim Bäcker ein paar Semmeln kaufen oder beim Gemüseladen einen Strauch Tomaten, dann kann es gut sein, dass wir uns bekannte Patientinnen treffen; einzeln, zu zweit oder auch in einer kleinen Gruppe, wenn es zum Beispiel um die Einkäufe fürs Abendessen in der Nachtklinik (Selbstversorger!) geht. Sie kaufen die gleichen Semmeln und Tomaten wie wir, sie trinken den gleichen Kaffee. Nur oft etwas langsamer und gemächlicher, ohne die uns oft eigene Eile. Wir wechseln ein paar Worte miteinander, wünschen uns einen schönen Abend oder einen guten Tag.

Was die Kellnerin, der Bäcker, der Gemüseverkäufer sich wohl denken, wenn sie uns so sehen? Untersendling, der Stadtteil, in dem das Atriumhaus liegt, gehört zu den noch wenig gentrifizierten Quartieren Münchens. Die Bevölkerung ist bodenständig gemischt, ebenso die Infrastruktur: ein Second-Hand-Kaufhaus des „Weißen Raben", ein Fitnessstudio, eine armenische Schneiderin, eine Dönerbude, ein Taxiunternehmen, ein Grieche, ein Augustiner Biergarten und eben ein Krisenzentrum. Hunderte von Menschen, die das Atriumhaus als Ort der Hilfe und Behandlung aufsuchen, queren Tag für Tag die Straßen rundum, warten an der Bushaltestelle. Als Anwohner erkennt man vermutlich einige von ihnen und kann sie zuordnen, ebenso wie man die halbstarken Schüler der Berufsschule nebenan erkennt oder die Mädels mit den Yogamatten unterm Arm, die eilig zum Fitnesstraining im Erdgeschoss des Gebäudes unserer Tagesklinik streben.

Noch kein Miteinander, aber ein gutes nachbarschaftliches Nebeneinander ist hier über die Jahre entstanden. Was wir dazu beigetragen haben? Doch, wir sind auf die Umgebung zugegangen. Nicht nur um die Anwohnerinnen zu unseren Sommerfesten einzuladen, auch aus ganz „eigennützigen" Gründen. Schon bald nach Eröffnung nämlich waren die ursprünglichen Räumlichkeiten des Atriumhauses zu klein geworden. Wir wollten die Tagesklinik erweitern und die vorübergehend geschlossene Nachtklinik wiedereröffnen. Zusätzlicher Raumbedarf war also nötig. Und so mieteten wir bzw. unser Träger in den kommenden Jahren immer neue Etagen in umliegenden Gebäuden an: eine ehemalige Autowerkstatt, ein charmantes kleines Hinterhaus, zwei großzügige Altbauetagen, moderne Büroräume über dem Fitnessstudio. So wurden wir allmählich mit immer mehr umgebenden Eigentümerinnen, Mitbewohnern, Hausnachbarn vertraut und festigten unseren und unserer Patientinnen Ruf als keinesfalls bedrohliche, sondern zuverlässige und berechenbare, in aller Regel sogar angenehme, wenn schon bisweilen etwas eigene Mitbürger.

Man könnte also sagen, das Atriumhaus ist über die Jahre in die Gemeinde hineingewachsen.

IM SCHULTERSCHLUSS MIT DEN ANGEHÖRIGEN

Hintergrund

»Ganz egal, wozu wir uns durchringen: Es ist immer verkehrt. Angehörige handeln herrisch, überbehütend, mischen sich überall besserwisserisch ein; gleichzeitig verhalten sie sich, nach dem Urteil anderer Zeugen, verantwortungslos, kümmern sich zu wenig, lassen die Kranken verkommen und schieben sie am Ende eiskalt in die Klapse ab... trotzdem sollen diese ungehörigen Angehörigen als therapeutische Hilfsgemeinschaft herhalten: Wir sollen die Patienten loslassen, aber auffangen. Doch wie das geht, sagt uns keiner. Und wenn wir, von dieser Aufgabe überfordert und entnervt, den Arzt oder andere professionelle Helfer um Rat fragen wollen, dann bekommen wir immer noch allzu eilfertig die rote Karte vorgehalten: Schweigepflicht... Umso dankbarer sind wir Angehörigen, wenn uns ein Profi begegnet, der sich für uns und unsere Probleme interessiert.«

Bundesverband der Angehörigen psychisch Kranker e.V. (2001), S.11

Warum finden sich die Angehörigen im Kapitel „Nachbarn" wieder – gehören sie nicht zur Hausgemeinschaft wie die Patientinnen selbst? Die Entscheidung, die Angehörigen in dieses Kapitel aufzunehmen, trägt unserem Unbehagen darüber Rechnung, dass sie in der Behandlung nach wie vor nicht den Stellenwert und die selbstverständliche Wichtigkeit erfahren, die ihnen zustünde. In der Hektik des Krisenalltags, aber auch im jahrelangen scheinbaren Einerlei von Langzeitbetreuungen finden die Familien, die Partner, Eltern, Kinder, das soziale Umfeld insgesamt, zu wenig Raum. Eine (kaum bewusste) Parteinahme „für" den Betroffenen – gerade wenn die Kommunikation innerhalb der Familie sehr schwierig oder konfliktreich ist - kann das Zögern, die Angehörigen einzubeziehen, noch verstärken. Trotz der vordergründig allgemein geteilten systemischen Grundhaltung ist der Blick in vielen Fällen noch zu ausschließlich auf den „Patienten" allein gerichtet; die Familientherapeutinnen unter den Mitarbeitern haben hier keinen leichten Stand. So geschieht es, dass die Bedürfnisse der Angehörigen, ebenso wie ihr Beitrag zur gemeinsamen (!) Problemgeschichte zu oft außen vor bleiben; obwohl allein auf eine Person zugeschnittene Lösungen häufig zu kurz greifen oder die Bedürfnisse Mitbetroffener verletzen. Angehörige fühlen sich dann im Hause als unerwünschte Eindringlinge oder Beschwerdeführer, statt gleichermaßen als Gäste und Betroffene. Hier ist noch viel Arbeit zu leisten.

Eigentlich ist klar: Angehörige sind immer Mitbetroffene. Sie wünschen sich im Regelfall, als Partner in die Behandlung miteinbezogen zu werden; sie wünschen sich Information und Aufklärung, aber auch die Vermittlung von Perspektiven und oft ganz einfach Trost. Ihre Erwartungen, Nöte und Sorgen, ihre Beziehungen und Konflikte, genauso auch ihr Wissen über die Patientin und ihre Erfahrungen mit seiner oder ihrer Erkrankung sind wichtige, oft wesentliche Bestandteile der therapeutischen Arbeit. Angehörige helfen uns, Krisensituationen besser zu verstehen. Sie leisten als soziales Unterstützungssystem für die Betroffenen oft die Hauptarbeit bei der Alltagsbewältigung. Gerade dieser Bereich wird mit dem zunehmenden Bettenabbau und der Verlagerung der Behandlung ins vorwiegend ambulante Setting immer größer und – bei unklarer Finanzierung alternativer Hilfsangebote – belastender für die Angehörigen. Auch sie brauchen Ansprechpartner, soziale Netze, Rat, Unterstützung, oder jemanden der ihnen zuhört; - nicht selten zählt zu den Gründen für eine Krisenaufnahme der Faktor „Entlastung des sozialen Umfelds".

Erzählung

Eine verzweifelte Mutter hatte am Telefon ihren 18jährigen Sohn als völlig verändert geschildert. Er sei so aggressiv, halte ihr lautstark Bemerkungen vor, die sie gar nicht von sich gegeben habe, rede Tag und Nacht mit sich selbst, weine und schreie. Sie wisse sich nicht mehr zu helfen. Mit Unterstützung des Krisendienstes konnten Mutter und Sohn zum ambulanten Gespräch kommen, und nach geduldigem und vorsichtigem Gesprächsbeginn ließ sich der Junge auf ein erstes Gespräch ein. Psychotische Inhalte, wie in der Ankündigung der Mutter zunächst zu vermuten, zeigten sich hier nicht, wohl aber ein verhärteter familiärer Konflikt, der wohl auch mit der Trennung der Eltern vor wenigen Jahren in Zusammenhang stand. Deutlich wurde im gemeinsamen Gespräch die extreme Erschöpfung der Mutter und das verzweifelte Um-Sich-Schlagen des Sohnes im Kampf um Liebe, aber auch Autonomie. Verschiedene Modelle der Unterstützung, von einer engmaschigen Anbindung beider an die Ambulanz über eine Aufnahme der Mutter auf die Krisenstation bis zur Vermittlung des Sohnes in eine betreute Jugendeinrichtung, konnten nun diskutiert werden.

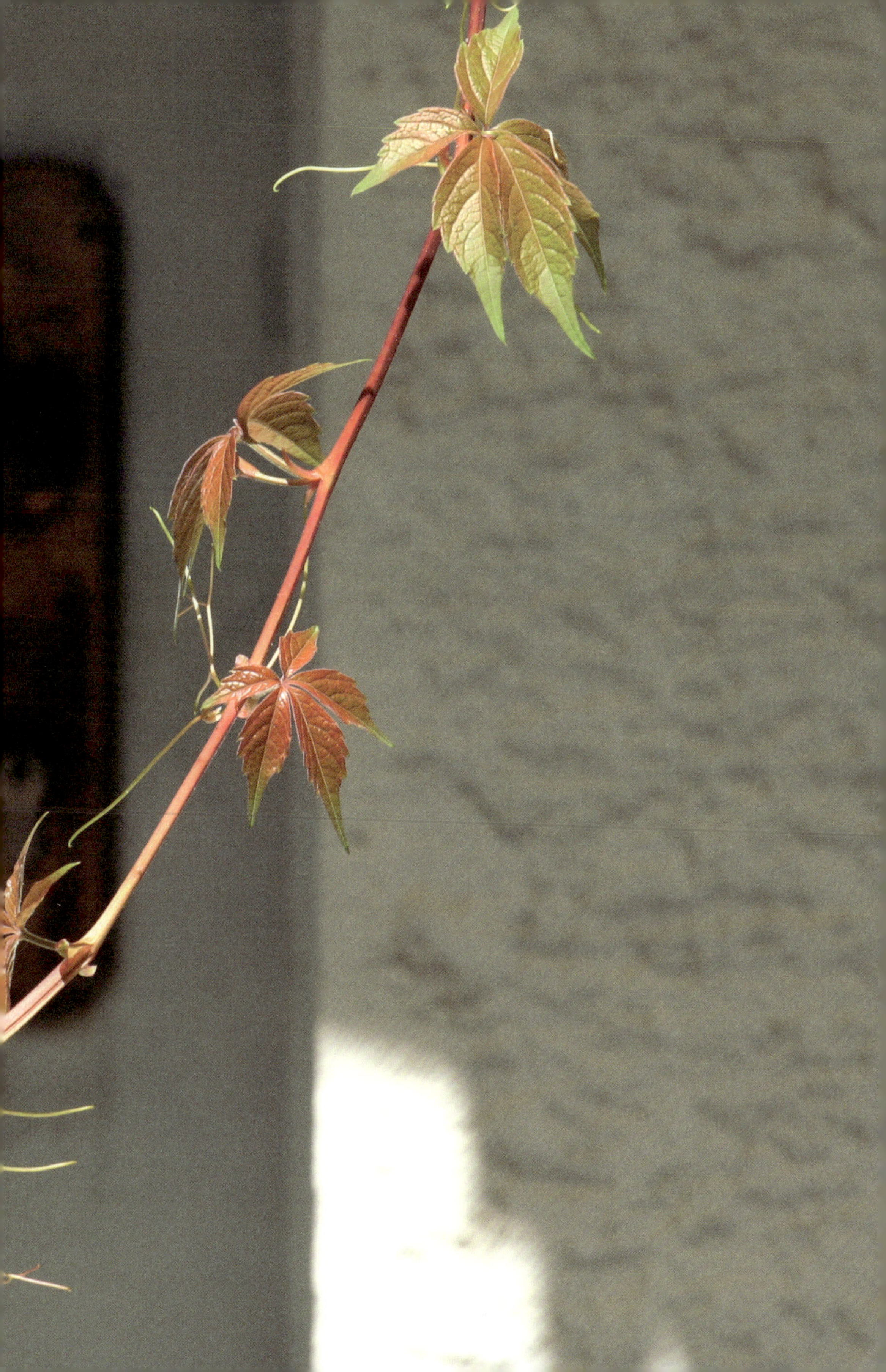

Mit zusätzlichen Angeboten versuchen wir die Angehörigen zu unterstützen. Neben Partner- oder Familiengesprächen innerhalb einer Behandlung können Angehörige, die für sich selbst Unterstützung suchen, auch unabhängig von der Patientin bzw. ohne dass diese im Atriumhaus bekannt ist, in der Ambulanz Beratung erhalten.

Und ein für uns besonders gelungenes Beispiel des Schauens über den Tellerrand der Einzelbehandlung: Im Rahmen eines Projekts zur Verbesserung der Angebote für psychisch kranke Eltern und ihre Kinder[12] hat die Erziehungsberatungsstelle der Caritas in München Laim-Sendling am Atriumhaus eine Sprechstunde für Betroffene und ihre Familien eingerichtet, die lebhaft frequentiert wird.

DIE PROFIS IN EIGENER SACHE WERDEN HINZUGEBETEN – KOOPERATION MIT SELBSTHILFEORGANISATIONEN

Etwa zeitgleich mit der Entwicklung der Atriumhaus-Idee fanden sich die in der Selbsthilfe der Psychiatrieerfahrenen organisierten Betroffenen zur MüPE, den Münchner Psychiatrie-Erfahrenen zusammen. Mit dieser seither stetig aktiv in Beratung und Politik tätigen Selbsthilfevereinigung steht das Atriumhaus in regem Austausch; Vertreter der MüPE nahmen über die Jahre immer wieder an Leitungszirkeln, Veranstaltungen und gemeinsamen Projekten teil. In den gemeinsamen Sitzungen wurden Instrumente wie die Antistigmakampagne, der Münchner Krisenpass und die Münchner Behandlungsvereinbarung diskutiert und weiterentwickelt; aktuelle Fragen und Anliegen Psychiatrieerfahrener, aber auch der Klinik zum Umgang miteinander werden besprochen. Aufnahme- und Entlassungsmitteilungen wurden in Form und Inhalt gemeinsam überprüft. Ohne den Beitrag des aus der eigenen subjektiven Erfahrung erwachsenen Expertentums der Psychiatrieerfahrenen ist keine Konzeptbildung vollständig. In der Zusammenarbeit sind die Profis immer wieder beeindruckt und beglückt von der Wachheit und Sensibilität der Psychiatrieerfahrenen, die ihre Anregungen und ihre präzise Kritik, und genauso auch ihre Zustimmung, in achtsamer, stets wertschätzender Weise vermitteln.

[12] „Sprich mit mir... – Unterstützung für psychisch kranke Eltern in der akutpsychiatrischen Behandlungsphase" ist ein für die ganze Klinik seit einigen Jahren in Kooperation mit Erziehungsberatung und Jugendamt angelegtes Angebot.

Hilfreich für beide Seiten ist auch die Zusammenarbeit mit der organisierten Selbsthilfe der Angehörigen, der Aktionsgemeinschaft der Angehörigen psychisch Kranker, ihrer Freunde und Förderer e.V. München (ApK). Vertreter der ApK vermitteln in Konfliktsituationen, beraten Angehörige, aber auch uns Profis, und nahmen und nehmen immer wieder an gemeinsamen Sitzungen teil, um über aktuelle Themen und Entwicklungen zu diskutieren und die Angehörigensicht zu Konzepten wie z.B. den Übergängen zwischen Klinik und ambulanter Weiterversorgung beizutragen. Bei den Planungen zur mobilen Krisenhilfe, welche für die Angehörigen von besonderer Bedeutung ist, haben sich die Mitglieder der ApK in besonderer Weise engagiert und so die Inbetriebnahme dieses wichtigen Bausteins der Krisenversorgung unterstützt und vorangebracht.

Stimme

»Es regnet und weht und ist grau an diesem Oktobervormittag in München. Kein Wetter eigentlich, um vor die Tür zu treten, wenn es nicht unbedingt sein muss. Und trotzdem findet sich da eine dicht gedrängte Menschenmenge am Odeonsplatz. ›Toll wie viele gekommen sind, und gute Stimmung‹, flüstere ich meiner Nachbarin zu, die in der einen Hand einen knallroten Regenschirm balanciert, in der anderen einen Pappbecher mit Kaffee. ›Ja - weil bei diesem Hundwetter wirklich nur die da sind, denen seelisch kranke Menschen, ihre Rechte und ihre volle Akzeptanz durch die Gesellschaft eine Herzensangelegenheit sind‹, raunt die Nachbarin. Wenn dem so ist, und ich glaube meine muntere Nachbarin hat recht, dann setzt diese Kundgebung wirklich ein Zeichen. Zeigt, dass ein mutiges, öffentliches Auftreten gegen die Stigmatisierung und für die Inklusion von Mitbürgern mit seelischen Erkrankungen zu einer gemeinsamen trialogischen Bewegung geworden ist, in der Betroffene, Angehörige und Profis Schulter an Schulter für die gleiche Sache kämpfen.

So sehen, denke ich mir, die Früchte eines jahrelangen, unermüdlichen Engagements von Psychiatrieerfahrenen und betroffenen Angehörigen aus. So fühlt sich das an, wenn Menschen, die es nicht leicht haben, sich nicht unterkriegen lassen. Uns Profis aus den verschiedenen Psychiatrieeinrichtungen, von denen viele mit dabei sind bei dieser erfrischenden, bewegenden Veranstaltung, gibt dieses Engagement Rückenwind.

Wenn wir nach der Demonstration vom Odeonsplatz zum Gasteig zurückkehren werden in unsere Einrichtungen, werden wir begeistert von dieser Veranstaltung erzählen. Und im nächsten Jahr werden doppelt so viele KollegInnen mitkommen zum Odeonsplatz, und im Jahr darauf noch einmal mehr. Solange bis es Kundgebungen wie diese nicht mehr braucht, weil es das Selbstverständlichste von der Welt geworden ist, dass Menschsein eben Verschiedensein bedeutet. Und dass es erst diese Verschiedenheit ist, die das Ganze ausmacht.«

Gabriele Schleuning, zur Anti-Stigma-Demonstration: „Etikettiert Dosen statt Menschen" am Welttag der seelischen Gesundheit (10.10.2013)

VERBUNDEN, VERNETZT – PSYCHIATRIE ALS GEMEINSCHAFTSAUFGABE

Um den psychisch erkrankten Menschen oder den Menschen in einer seelischen Krise möglichst wenig aus seinen gewohnten Bezügen herauszunehmen, ihm eher dabei zu helfen, seine Krise im vertrauten Umfeld und unter „Realbedingungen" zu bewältigen, galt für uns von Anbeginn an der Leitgedanke „ambulant vor stationär". Deshalb begrenzten wir die ambulante Krisenbehandlung auf bis zu zehn Termine, die stationäre Krisenbehandlungszeit auf höchstens zehn Tage. Und bei den Patienten, die wir längerfristig in unserer Ambulanz begleiteten achteten wir darauf, dass sie nicht alles bei uns aus einer Hand bekommen – obwohl auch das in manchen Fällen sinnvoll war – sondern die Tagesstruktur z.B. in einer Tagesstätte unterstützt wurde, die Selbstversorgung durch den Wohnbetreuer, Alltagskompetenzen durch einen sozialpsychiatrischen Dienst oder eine ambulante Ergotherapie etc. Dieses Konzept baut auf Aufgaben- und Rollenverteilung zwischen uns, der klinischen Einheit, und den außerklinischen Anbietern ambulanter Leistungen; und es kann nur aufgehen, wenn es zwischen uns und den Versorgungspartnern, die den Patienten vor-, mit- und nachbehandeln, verbindliche Absprachen gibt.

Ein solches Verständnis war nicht üblich, als wir vor 25 Jahren im Atriumhaus unsere Arbeit aufnahmen. Wir rüttelten sozusagen am Machtgefüge in der psychiatrisch-psychosozialen Landschaft und ja, auch an der Vormachtstellung der Klinik. Sie sollte nicht mehr die „zentrale Instanz" in der Versorgung sein, neben der die anderen Versorger komplementär, also ergänzend sind; sie sollte vielmehr Verbundpartner unter vielen sein, und Psychiatrie sollte als Gemeinschaftsaufgabe wahrgenommen werden. „Personen- statt einrichtungszentriert" sollte sich die Versorgung ausrichten – eine etwas hölzern klingende Vorgabe, die es aber, das wurde bald offenkundig, in sich hatte.

Denn noch befanden wir uns in einer Zeit, in der immer wieder Kulturen aufeinandertrafen, die nicht unterschiedlicher sein konnten; tradierte und höchst divergente Vorstellungen von Gesundheit, Krankheit und Behandlung im einen wie im anderen Bereich; und die Patientin stand häufig ratlos dazwischen:

Sind nun die Neuroleptika ein Segen oder Teufelszeug? Soll ich mich von meiner Familie fernhalten oder Kontakt und Verständigung mit ihr suchen? Brauche ich möglichst lange einen geschützten Raum jenseits des Alltags oder soll ich möglichst schnell wieder in meinen gewohnten Tagesablauf zurückkehren? Soll ich mich auf die Behebung von im Zuge der Erkrankung entstandenen Defiziten konzentrieren oder mehr auf die Reaktivierung und den Neuaufbau positiver Ressourcen?

Ohne intensiven Diskurs, ohne ein Sich-aufeinander-Einlassen, ohne die Bereitschaft der vielen Akteure, sich aufeinander zuzubewegen geht nichts, das war allen bald klar. Und wir im Atriumhaus erkannten: qualifizierte therapeutische Arbeit mit den Patientinnen im Hause ist die eine Säule unseres Tuns, die andere ist die Verständigungs-, Vernetzungs-, Verbundarbeit mit den anderen Leistungserbringern in der gemeinsamen Versorgungsregion. Die folgenden Jahre waren ganz dem Bemühen gewidmet, einen Gemeindepsychiatrischen Verbund aufzubauen, der genauso den Rahmen bilden sollte zur „einzelfallbezogenen Steuerung" wie zur Steuerung zwischen den Einrichtungen und auf Ebene der Versorgungsregion. Patientenbezogen übten wir uns in Überleitungs- und Hilfeplan-Konferenzen, im einrichtungsübergreifenden Case Management sowie in der Anwendung Integrierter Behandlungs – und Rehapläne (IBRP), bei denen uns bundesweite Förderprojekte wie das zur Implementierung des Personenbezogenen Ansatzes unterstützten.

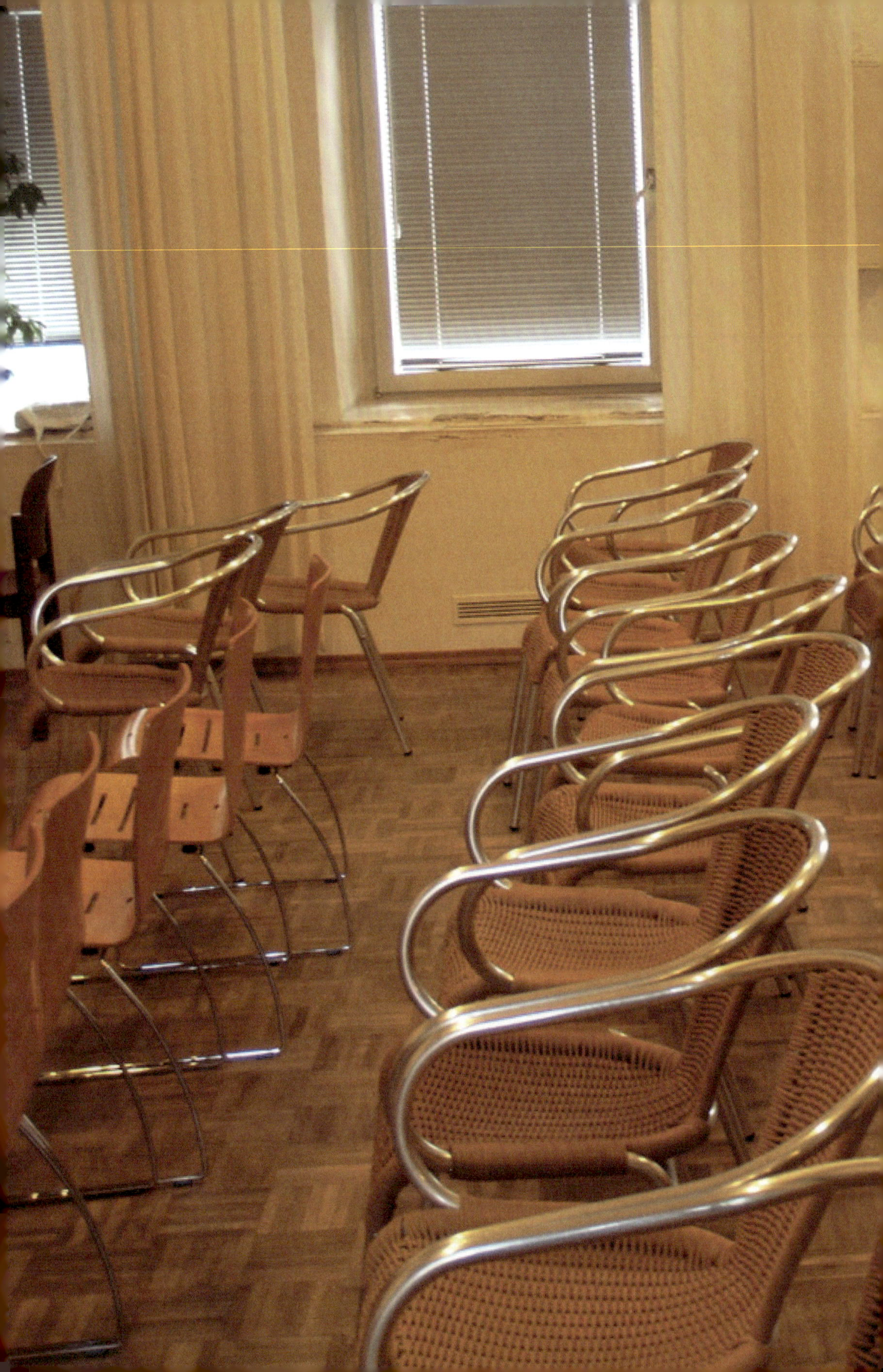

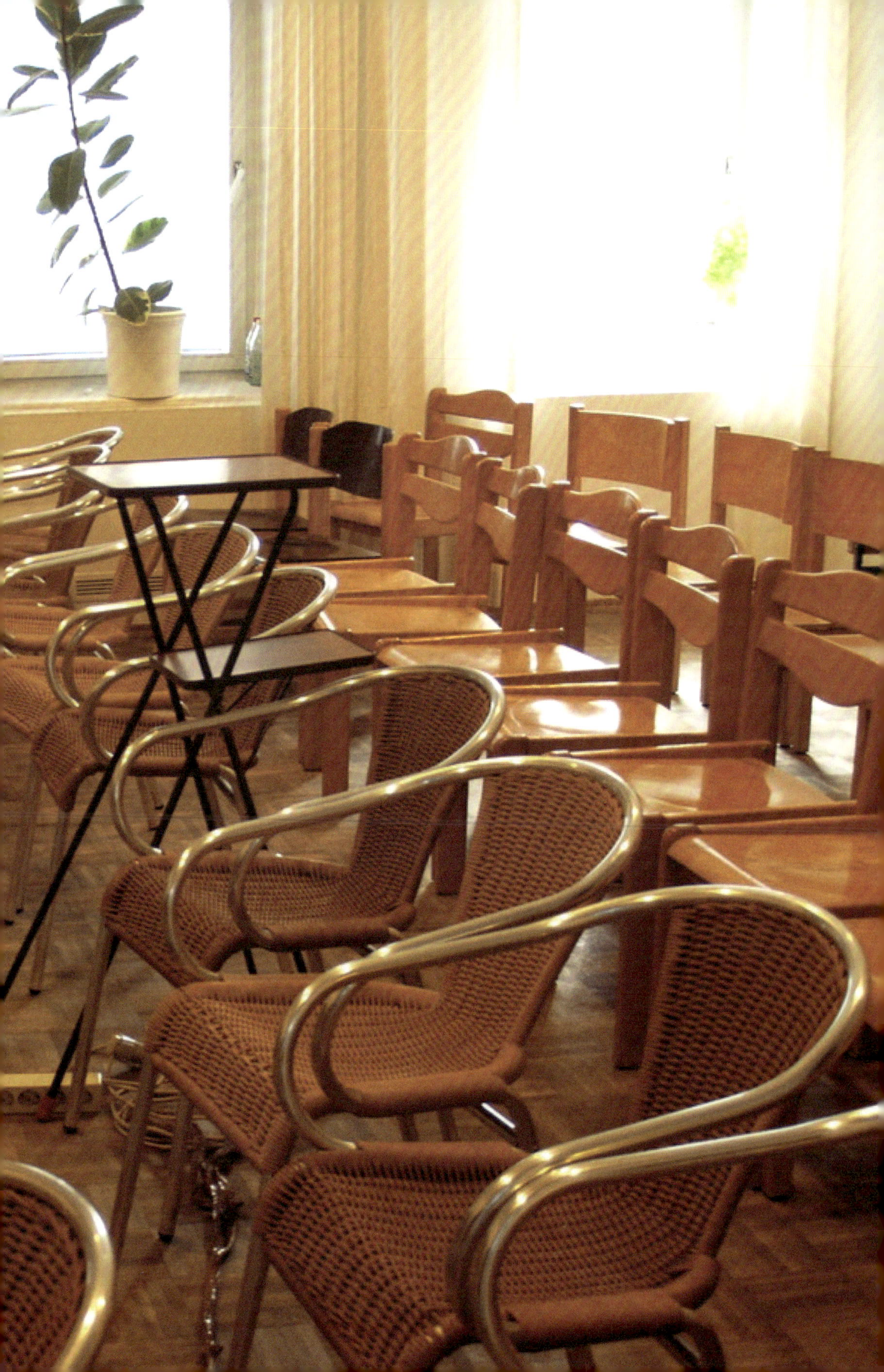

So trocken im Rückblick diese Übungen wirken und oft auch waren, letztlich haben sie etwas bewirkt, was dem Patienten, der in der Regel ein gemeinsamer Patient mehrerer Leistungserbringer ist, langfristig zugutekommt. Über die Jahre, nachdem eine tragfähige Vertrauensbasis geschaffen war und eine gemeinsame Sprache entwickelt, haben sich vielfältige Formen der Zusammenarbeit und gegenseitigen Zuarbeit etabliert, die heute mit großer Selbstverständlichkeit und gut eingespielten Abläufen gelebt werden.

Die Landkarte der „Player" ist allen vertraut, man geht beieinander ein und aus, befragt sich, berät sich, tauscht sich aus. Um das Verständnis für den Alltag, die Angebotslogistik und die Möglichkeiten der jeweils anderen Einrichtung besser zu verstehen und einander so besser in die Hände arbeiten zu können, hospitieren z.B. Mitarbeiterinnen sozialpsychiatrischer Dienste auf „ihren" Stationen, Mitarbeiter der Stationen nehmen ihrerseits tage- oder wochenweise am Alltag der sozialpsychiatrischen Dienste teil. Jeder Bereich hat weiter sein Eigenleben – die Wohnungslosenszene, die Clubhouse- und Tagesstätten-Szene, die Sozialpsychiatrischen Dienste, die somatischen Kliniken, die Psychosomatischen Kliniken, die Wohneinrichtungen, das Frauentherapiezentrum und die vielen anderen Beratungseinrichtungen für spezifische Belange oder Zielgruppen – aber alle bemühen sich, im Sinne der Patientinnen an einem Strang zu ziehen.

WENN WOHNUNGSLOSENHILFE UND PSYCHIATRIE KOOPERIEREN

Gerade den Kränksten, den Unbequemsten, den mit mehreren psychiatrischen Erkrankungen Belasteten, den für die Behandler Frustrierendsten, den in sich selbst Unbehausten wollen wir mit dem Atriumhaus Behandlungsangebote machen, die auf ihre besonderen Bedürfnisse zugeschnitten sind. Viele in dieser Weise schwer erkrankten Menschen finden sich in der Wohnungslosenhilfe, da sie dem Leistungsdruck des Alltags der Gesunden nicht gewachsen sind und es ihnen oft schwerfällt oder schwergemacht wird, „normale" Arbeits- und Wohnverhältnisse zu erhalten. Zum Glück befinden sich in der Nähe des Atriumhauses mehrere Wohneinrichtungen der Münchner Wohnungslosenhilfe, so auch wenige Straßen weiter das Haus an der Kyreinstraße des Katholischen Männerfürsorgevereins München e.V., das schwer und mehrfach psychisch erkrankten wohnungslosen Männern eine Bleibe und niedrigschwellige Hilfen ganz nach Bedarf gibt, ohne den Druck einer zielgerichteten Behandlung z.B. im Sinn einer Alkoholkarenz. Seit vielen Jahren wird das Haus an der Kyreinstraße von Kolleginnen der Ambulanz ärztlich betreut. Ein Arzt des Atriumhauses kommt zu Hausbesuchen und Fallbesprechungen regelmäßig ins Haus an der Kyreinstraße. Auch Menschen, die mit „der Psychiatrie" schlechte Erfahrungen gemacht haben oder zu einer Behandlung ihrer Erkrankung zunächst nicht bereit sind, können so behutsam angesprochen und im langfristigen Beziehungsaufbau für ein therapeutisches Bündnis gewonnen werden.

Die Zusammenarbeit mit Einrichtungen der Wohnungslosenhilfe zeigt, was möglich ist, wenn ganz auf den einzelnen Menschen und seine Problemkonstellation hin Schulter an Schulter im Verbund mit anderen ambulanten Einrichtungen gearbeitet wird.

»Als ich 2010 als Fachärztin für Psychiatrie und Psychotherapie im Krisen- und Behandlungszentrum Atriumhaus angefangen habe, war von Anfang an geplant, dass ich auch die regelmäßige psychiatrische Versorgung des Hauses an der Kyreinstraße für wohnungslose Männer der katholischen Männerfürsorge von einem Kollegen übernehmen sollte.

Ich hatte noch nie mit einer Einrichtung der Wohnungslosenhilfe zusammengearbeitet, und so war ich gespannt, was mich dort erwarten würde. Inzwischen sind sieben Jahre vergangen, ich bin mit dem Haus vertraut, die Bewohner, die Mitarbeiterinnen und Mitarbeiter, Sozialpädagoginnen und Sozialpädagogen sowie die Pfortenkräfte auch mit mir. Ich fühle mich nicht mehr wie eine Fremde und gehöre zwischenzeitlich irgendwie dazu. Begegnungen in den Gängen wurden im Laufe der Zeit unverfänglicher, gemeinsame Fahrten im Lift führen nicht mehr zu betretenem Schweigen, sind ›normal‹ geworden, eine kleine Unterhaltung über das Wetter, das letzte FC Bayern-Spiel sind möglich, so wenig und doch viel! Ich habe in diesen sieben Jahren viel erfahren und lernen dürfen, einmal mehr, wie abhängig Lebensläufe sind von Krankheit, Schicksalsschlägen, Zufällen. Ich behandle hier Menschen mit Alkohol- und anderen Suchterkrankungen, mit Erkrankungen aus dem schizophrenen Formenkreis, Depressionen, maniformen Zuständen, Persönlichkeitsstörungen und Persönlichkeitsveränderungen nach Extrembelastungen.

Allen gemeinsam ist oft der Verlust von familiären Bindungen, Freundschaften, gesellschaftlicher Einbettung. Dem Team von Sozialarbeiterinnen und Sozialarbeitern mit dem ich im Haus an der Kyreinstraße zusammenarbeiten darf, zolle ich hier meinen größten Respekt und Bewunderung. Mit unendlicher Geduld, Fürsorge und Zuwendung arbeiten sie mit den Bewohnern daran, das Leben zu ordnen, die Existenz abzusichern, Selbstversorgung und medizinische Grundversorgung zu gewährleisten und nicht zuletzt, durch das Vertrauen, das sie bei den Bewohnern errungen haben auch meine psychiatrischen Behandlungen zu ermöglichen.

Einige Männer visitiere ich jetzt schon durchgehend die sieben Jahre, die ich dort tätig bin, manche sehe ich nur punktuell, bei Bedarf oder in der Krise. Psychosen konnten eingefangen, ›zahmer‹ gemacht werden und der Verbleib in der Einrichtung dadurch gesichert werden. Für andere gelang es Pausen für Körper und Seele zu organisieren durch beharrliches Bewerben von ›Entgiftung‹ und Vermittlung in entsprechende Kliniken. Soziale Not kann durch fachärztliche Atteste eingegrenzt werden. Es ist ein vernetztes Arbeiten. Mit im Netzwerk sind neben den ›Stammkräften‹ auch ein Pflegedienst und eine Allgemeinärztin, die glücklicherweise seit einiger Zeit ebenfalls wöchentliche Visiten in der Kyreinstr. durchführt. Nur so kann sozialpsychiatrische Versorgung funktionieren.

Besonders sind für mich die kostbaren Momente, wo es gelingt ins Gespräch zu kommen, in denen die Bewohner Einblick gewähren in ihre Lebensgeschichten mit Rückerinnerungen an den Radurlaub durch Frankreich/Spanien bis nach Marokko, an die Zeit als Pflegekraft im Zivildienst, wo die schizophrene Erkrankung noch in Perseverationen von Friede-Peace-Shalom die innere Haltung zeigt.

Jeder einzelne dieser Menschen hat auch diese ›Glückspuzzleteile‹ – sie gemeinsam lebendig werden zu lassen sind herrliche Momente. Meistens gehe ich gerne in die Visiten, gelegentlich stehen Herausforderung und Anstrengung im Vordergrund.

Manchmal gelingt nicht viel, aber oft auch gar nicht so wenig!«

Petra Brandmaier (2017), S.31

KRISENHILFE BRAUCHT STARKE PARTNER

i Information

»Ein zuverlässig funktionierender Krisendienst wirkt paradoxerweise mitunter durch seine bloße Existenz entlastend, ohne dass er konkret tätig werden muss. Schon das Wissen oder die gelegentliche Erfahrung, dass im Notfall rasch Unterstützung von außen verfügbar ist, kann es den Beteiligten erleichtern, mit einer kritischen Situation zunächst allein zurechtzukommen. Umgekehrt können Krisensituationen durch die Erfahrung, dass in den nächsten Stunden oder gar Tagen voraussichtlich keine fremde Hilfe verfügbar sein wird, verstärkt und dramatisiert werden...

Das Bestehen von Krisendiensten vermittelt ein höheres Maß an Sicherheit. Diese Sicherheit kann in manchen Fällen dazu beitragen, das Entstehen von Krisen zu vermindern oder abzumildern.«

BApK Pressemitteilung 2001

Während wir dieses Kapitel schreiben, packt die Leitstelle des Krisendienstes Psychiatrie ihre Koffer und bereitet sich auf den Auszug aus den Räumen des Atriumhauses vor. Nur ein paar Straßen weiter ist ihr neues Domizil, aber doch – da schlägt sich eine Entwicklung nieder. Der Krisendienst Psychiatrie, seit Ende 2017 auf ganz Oberbayern mit mehr als 4 Millionen Einwohnern ausgeweitet, hat sich seinen Platz in der Psychiatrielandschaft erobert. Einen Platz, dem aller Respekt gebührt.

Warum erwähnen wir ihn an dieser letzten, prominenten Stelle unseres Buches? Einerseits weil wir stolz darauf sind, an seinem Konzept, seinem Entstehen und seinem Wachsen beteiligt gewesen zu sein; andererseits weil er für uns der Inbegriff eines gelungenen Projektes dafür ist, wie Psychiatrie als Gemeinschaftaufgabe der verschiedenen an der psychiatrischen Versorgung beteiligten Partnern und Mitstreiter gelebt werden kann.

Sie erinnern sich: das Atriumhaus ist auf den Plan getreten mit dem Anspruch, rund um die Uhr offen zu sein für Menschen in seelischen Krisen und mit psychiatrischen Erkrankungen und diesen Menschen zuverlässig Hilfe im jeweils nötigen Umfang zu geben. Bald allerdings sollte sich zeigen, dass bei weitem nicht alle Menschen, die sich an das Atriumhaus wendeten, die Behandlung einer Klinik (die das Atriumhaus ja trotz seines unklinischen Charakters ist) benötigten, sei sie ambulant oder stationär. Vielen, das war offenkundig, wäre zunächst mit einer telefonischen Beratung und Entlastung, eventuell einer Vermittlung z.B. in eine der vielen ambulanten Beratungsstellen ausreichend geholfen. Was also lag näher als dem Atriumhaus eine noch niedrigschwelligere, noch breiter für das gesamte Spektrum seelischer Krisen und Notlagen aufgestellte telefonische Anlaufstelle vorzuschalten, die dem Umstand Rechnung trägt, dass für manche der Anrufer die Hilfe einer Klinik angezeigt ist, für andere Hilfen aus dem psychosozialen Bereich. Nur folgerichtig, dass sich dann außerklinische Einrichtungen und Klinik zusammentun sollten, um so ein Angebot auf die Beine zu stellen.

Letztlich, nach einem langwierigen, mühsamen, aber doch mehr als lohnenden Prozess trugen diese Überlegungen und Verhandlungen Früchte und der Krisendienst Psychiatrie München wurde 2007 aus der Taufe gehoben. Ein unschätzbarer Gewinn für die Bürger der Stadt München, die nun täglich von 9 bis 21 Uhr (mittlerweile bis 0 Uhr) qualifizierte telefonische Beratung und Vermittlung bekommen und – falls erforderlich – innerhalb einer Stunde einen Besuch vor Ort. Ein unschätzbarer Schritt und Fortschritt aber auch auf Seiten der verschiedenen Träger psychiatrische Hilfeleistungen, dieses wichtige Segment psychiatrische Versorgung als Gemeinschaftsaufgabe wahrzunehmen.

Heute, im Jahr 2018, sind oberbayernweit etwa 600 speziell geschulte Psychiatrie-Profis – Sozialpädagoginnen, Psychologen, Fachpflegekräfte – aus den verschiedensten psychiatrischen und psychosozialen Einrichtungen in den mobilen Teams und in der Leitstelle des Krisendienstes tätig. Und Menschen aus jeder Ecke Oberbayerns, von Berchtesgaden bis Mittenwald können diesen Service anonym und kostenfrei in Anspruch nehmen.

Wir, das Atriumhaus, sind stolz, diesen Stein ins Rollen gebracht zu haben.

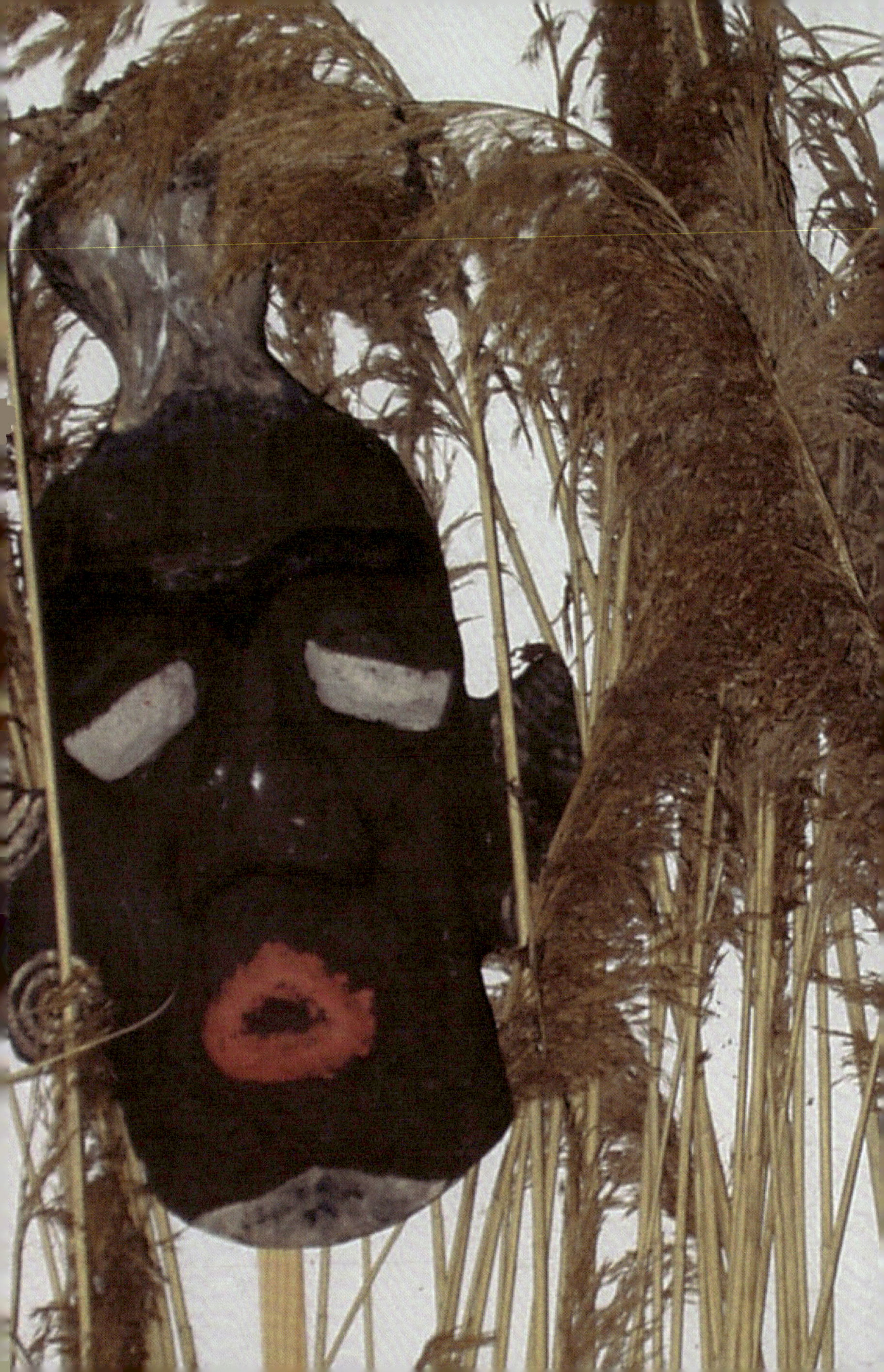

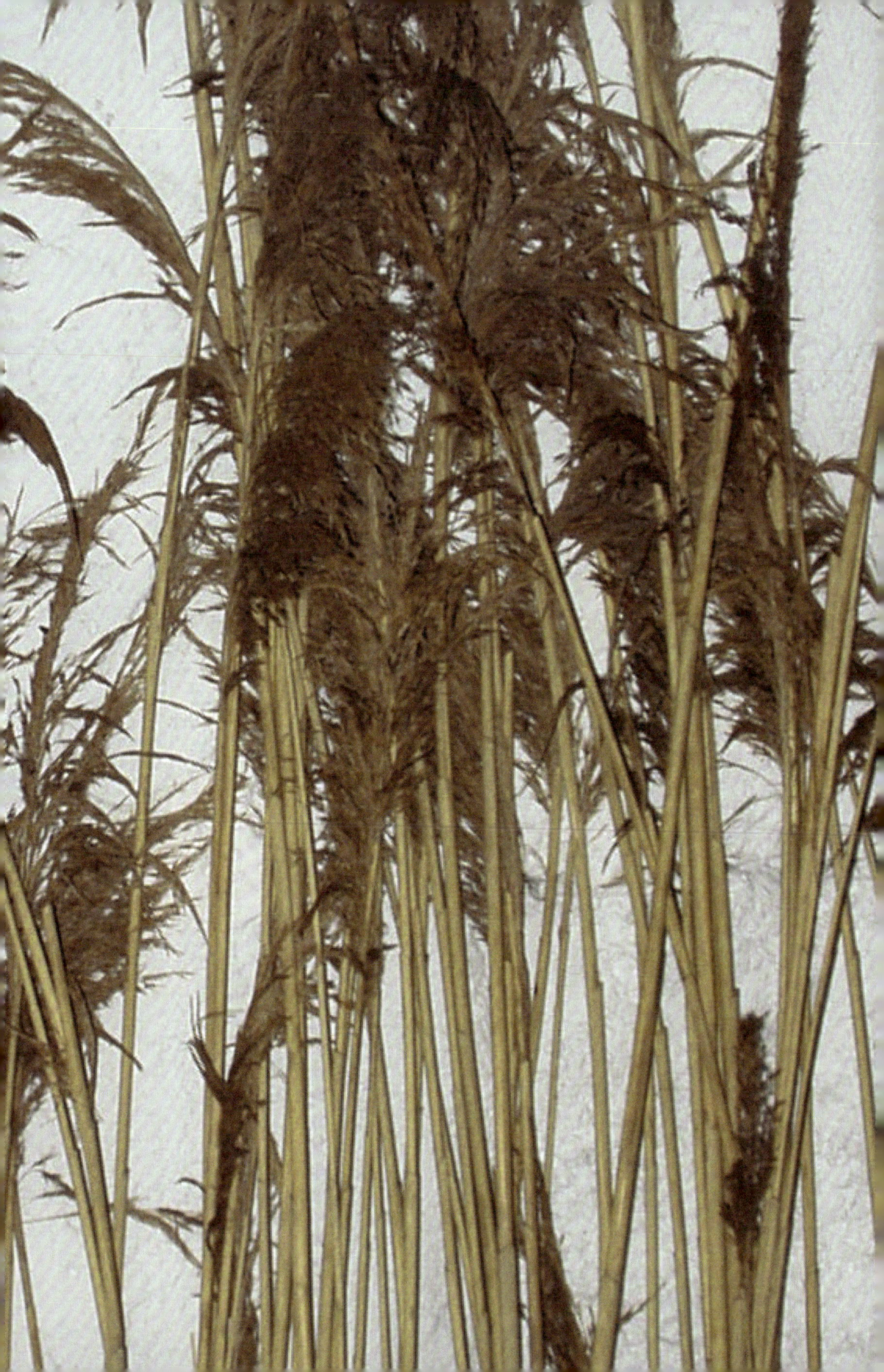

Stimme

»Unser Atriumhaus ist nicht mehr das, was es vor 22 Jahren war, wir sind älter geworden, erwachsen, professioneller, haben uns auch Realitäten und Gegebenheiten beugen müssen, der Wandel der Zeit ging auch an uns nicht vorüber. Und doch sind wir auch gleichgeblieben – eine immer wieder von Neuen bereicherte Truppe von hochengagierten Mitarbeitern, die bei allem, was unser psychiatrisches Arbeiten auszeichnet (und was vor 22 Jahren so noch nicht überall selbstverständlich war) mit Begeisterung und Engagement dabei sind…«

Ingrid Schäfer (2018), aus der Rede zum Abschied von Gabriele Schleuning

»EICHHÖRNCHEN FÜTTERN IM GARTEN

Ich sitze im Garten und höre der Stille zu. Ab und zu höre ich weit entfernt die Achterbahn rattern und die Menschen kreischen. Der Wind schmeckt nach gebrannten Mandeln und Zuckerwatte. Wie jeden Tag rast das rote Eichhörnchen mit lauten Klickgeräuschen mehrmals den Baum rauf und runter, bevor es näher hüpft. Ich strecke die Hand aus und das Hörnchen holt sich ein Stück Apfel. So viel Mut.

Etwas Mut braucht es auch, um durch die Tür ins Atriumhaus einzutreten und die laute Welt, die rasenden Gedanken und die auf- und abstürzenden Gefühle den Menschen hier anzuvertrauen, denen das alles keine Angst macht. Viele Worte braucht es nicht, um an diesem Ort verstanden zu werden.

Mein Blick sucht nach dem, was ich mit dem Wort Psychiatrie verbinde, aber ich finde keine Zwangsjacken, keine Gitter, keine abgeschlossenen Türen.

Mein Blick findet freundliche Räume, Ärzte ohne Kittel und Menschen, die sich Zeit für mich nehmen.

Ich sitze im Garten, gleichzeitig innerhalb und außerhalb der Welt. Es genügt, dass ich da bin.

Wenn ich den Boden unter meinen Füßen wieder spüre, werde ich gehen. In die Welt, zu den Menschen, in mein Leben.«

patrizia, in: von der seele schreiben, Schreibwerkstatt des Atriumhauses (2014)

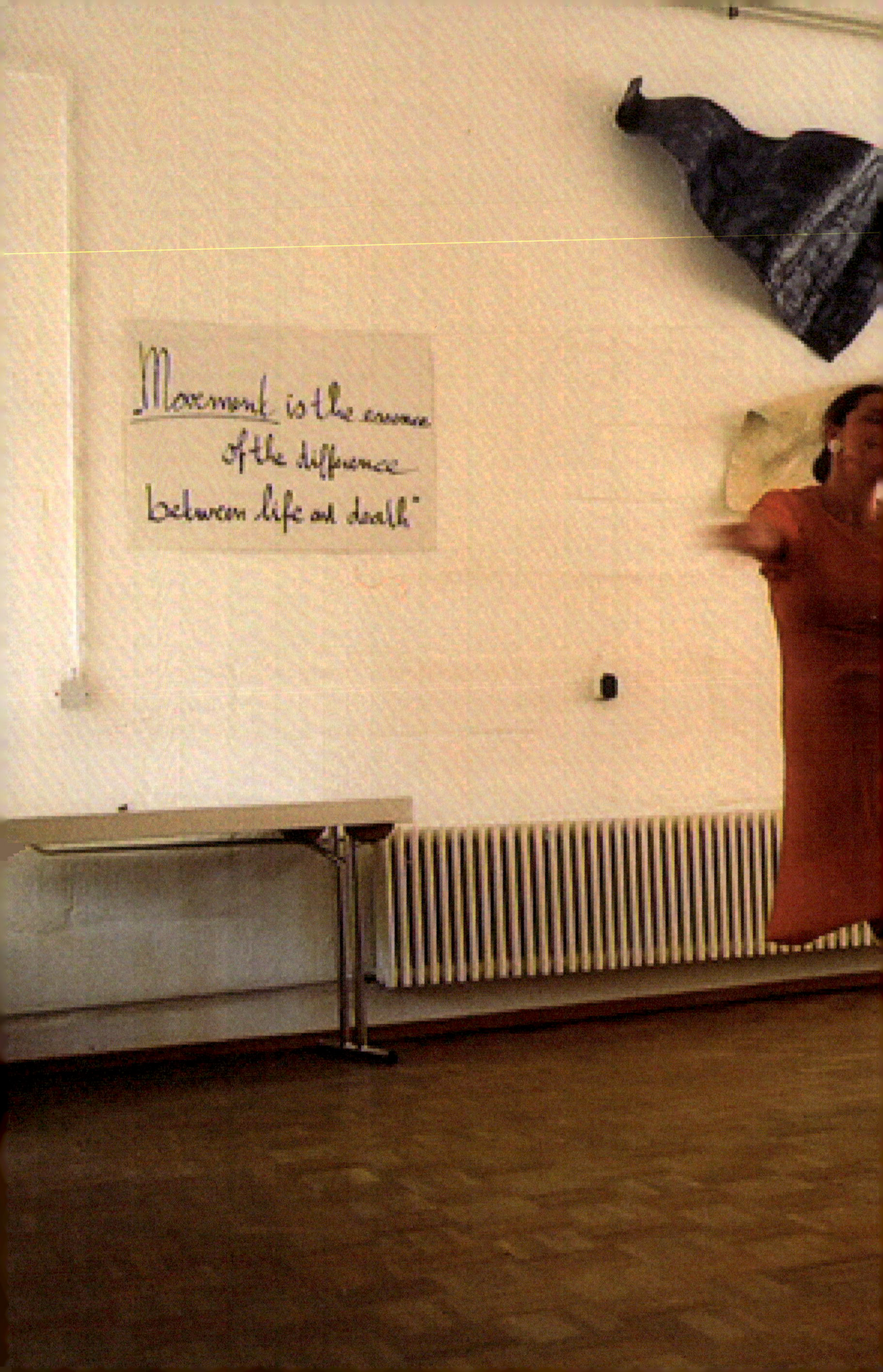
Movement is the essence
of the difference
between life and death"

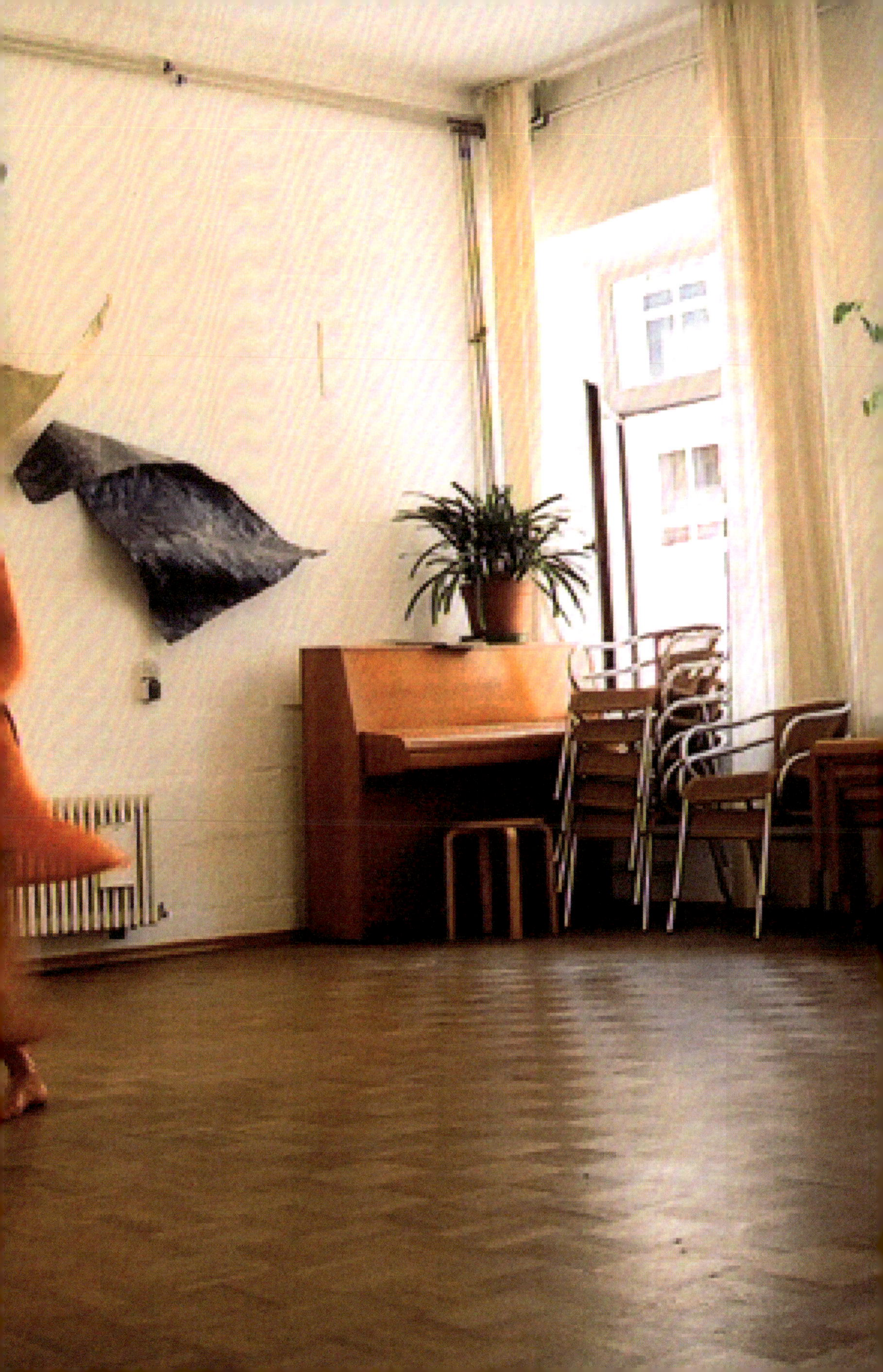

DANKSAGUNG

Unser Buch über das Atriumhaus endet mit einem großen Dank. Er gilt all denen, die das Erwachsenwerden des Hauses, aber auch die lange Ideengeschichte dieses Buches direkt und indirekt begleitet und mit wachem, kritischem Geist befördert haben. Immer neue Namen und Gesichter, Geschichten und Begegnungen, die in unserem Buch ihren Niederschlag finden tauchen da vor uns auf: Patientinnen und Patienten, Gäste, Partner aus dem Mutterhaus und aus anderen Einrichtungen und natürlich die vielen Mitarbeiterinnen und Mitarbeiter aus den verschiedenen Berufsgruppen und Epochen des Atriumhauses. Sie alle im Einzelnen zu erwähnen ist nicht möglich, doch aber, ihnen allen aufrichtig und von Herzen zu danken.

Einige gilt es persönlich zu nennen: Allen voran meinen langjährigen Stellvertreter und engsten Vertrauter Michael Welschehold, der jeden Entwicklungsschritt des Atriumhauses genauso wie jedes Kapitel dieses Buches mit seiner ihm eigenen unschätzbaren Umsicht, Weitsicht, Empathie und Klugheit mit geprägt hat und aus dessen Rede zu meinem Abschied von kbo sich immer wieder Zitate im Buch finden. Und dann natürlich Ingrid Schäfer, Oberärztin für die Krisenstation und die Tagesklinik im Atriumhaus, von deren Hingabe, Unermüdlichkeit, Witz und Scharfsinn die eine oder andere Textpassage zeugt. Danke, Ingrid! Danke, Michael!

Für ihre zum Teil sehr persönlichen, starken Textbeiträge danken möchten wir Edith Köhler, Conny Steber, Erich Schiller, Petra Brandmaier, Angelika Beier, Karin Juritza, Monika Müller, Matthias Petersen, Jürgen Wich sowie Fabienne Pakleppa und ihrer Schreibwerkstatt, von denen die eine oder der andere ihre Erfahrungen aus dem Atriumhaus längst schon an andere Stelle weitergetragen haben. Herrn Giernalczyk danken wir für seine Worte zur Einstimmung in den Text und für seine langjährige supervisorische Begleitung.

Nicht so leicht wie mit den Texten haben wir uns mit Bildern vom Atriumhaus getan, denn sein Charme, das ist im Buch immer wieder erwähnt, erschließt sich nicht auf den ersten Blick. Bei manchen der Fotos wissen wir nicht mehr, aus wessen Kamera sie stammen. Viele aber können wir Matthias Petersen und Cornelia Kühnel zuordnen. Den beiden sei herzlich gedankt.

Die verschiedenen Fassungen des Konzeptes und des Manuskripts auf Stimmigkeit zu beurteilen, dafür haben sich Freunde und Familie auf Wanderungen und auch anderswo immer wieder Zeit genommen. Ein besonderer Dank gebührt dafür Uli und Christian Auras, Christiane Grefe, Xenia und Anabel Schleuning und Max Beier.

Dass der Psychiatrie Verlag sich bereitgefunden hat unser Buch zu verlegen, betrachten wir als große Anerkennung, insbesondere für die psychiatrische Pionierleistung des Atriumhauses. Unser besonderer Dank gilt hier York Bieger und Sandra Kieser, die sich mit hoher Flexibilität und Offenheit auf dieses Vorhaben und unsere speziellen Wünsche eingelassen haben. Einen besonderen Wunsch erfüllte uns Aiko Blank mit seinem Layout. Danke, Aiko!

Zuletzt und besonders hervorheben möchten wir unseren Dank gegenüber der Klinikleitung des kbo-Isar-Amper-Klinikums, Herrn Prof. Dr. Peter Brieger, Herrn Hermann Schmid, Herrn Franz Podechtl, und dem Stiftungsrat der Gruber- Stiftung München für ihren finanziellen Beistand, ohne den die Verwirklichung dieses Buchprojekts nicht möglich gewesen wäre.

Unser Buch „Ins Leben verrückt – das Atriumhaus als Pionier einer offenen Psychiatrie" ist nicht verdächtig, ein Bestseller zu werden; aber vielleicht eignet es sich, die Ideen einer modernen, menschlichen und sozialen Psychiatrie zu verbreiten.

Gabriele Schleuning, Susanne Menzel

LITERATUR:

Aebi Elisabeth, Ciompi Luc, Hansen Hartwig (1996): Soteria im Gespräch. Über eine alternative Schizophreniebehandlung, Bonn: Psychiatrie Verlag, 3.Auflage

Amering Michaela, Schmolke Margit (2012): Recovery: Das Ende der Unheilbarkeit. Köln: Psychiatrie Verlag

Antonovsky Aaron (1987): The Salutogenetic Perspective: Toward a New View of Health and Illness. Advances: Institute for the Advancement of Health, Vol 4, No. 1, 47-55

Antonovsky Aaron (1997): Salutogenese. Zur Entmystifizierung der Gesundheit. Tübingen: dgvt-Verlag

Ascheri-Osterlow Anneheide (1980): Nachwort zur deutschen Ausgabe. In: Franco Basaglia: Franco Basaglia (Hg.): Die negierte Institution oder Die Gemeinschaft der Ausgeschlossenen. Ein Experiment der psychiatrischen Klinik in Görz. Frankfurt a.M.: Suhrkamp, S. 374

Basaglia Franco (2002): Die Entscheidung des Psychiaters, Bonn: Psychiatrie Verlag

Bock Thomas (2006): Eigensinn und Psychose. „Noncompliance" als Chance. Neumünster: Paranus

Bock Thomas, Dörner Klaus, Naber Dieter (2004): Anstöße. Zu einer anthropologischen Psychiatrie. Köln: Psychiatrie Verlag

Brandmaier Petra (2017) in: Baierlacher Manfred, Brandmaier Petra: Wenn Wohnungslose und Psychiatrie kooperieren. Kerbe, No. 3, S.30–31

Buck Dorothea (2005): Auf der Spur des Morgensterns. Neumünster: Paranus

Bundesverband der Angehörigen psychisch Kranker e.V. (Hg.) (2001): Mit psychisch Kranken leben. Bonn: Psychiatrie Verlag

Caplan Gerald (1961): An approach to community mental health. New York: Routledge

Caplan Gerald (1964): Principles of preventive psychiatry. New York: Basic Books

Ciompi Luc (1993): Krisentheorie heute - eine Übersicht. In: Schnyder Ulrich, Sauvant Jean-D. (Hg.): Krisenintervention in der Psychiatrie. Bern: Huber, S.13-25

Conrad Klaus (1992): Die beginnende Schizophrenie. Stuttgart: Thieme

Cooper David (1971): Psychiatrie und Anti-Psychiatrie. Frankfurt a.M.: Suhrkamp.

Cullberg Johan (1978): Krisen und Krisentherapie. Psychiatrische Praxis, No. 5, S. 25 - 34

Cullberg Johan (2008): Krise als Entwicklungschance. Giessen: Psychosozial-Verlag

Deleuze Gilles, Guattari Felix (1977): Anti-Ödipus. Kapitalismus und Schizophrenie I. Frankfurt a.M.: Suhrkamp

Dörner Klaus (1969): Bürger und Irre. Hamburg: Europäische Verlagsanstalt

Du Bois Reinmar (1996): Junge Schizophrene zwischen Alltag und Klinik. Göttingen: Verlag für Angewandte Psychologie

Eikelmann Bernd et al. (1999): Die Psychiatrische Tagesklinik. Stuttgart: Thieme

Finzen Asmus (2015): Auf dem Wege zur Reform: Die Psychiatrie-Enquete wird 40. Psychiatrische Praxis, No. 42, S. 392–396

Foucault Michel (1969): Wahnsinn und Gesellschaft. Frankfurt a.M.: Suhrkamp.

Foudraine Jan (1973/1981): Wer ist aus Holz? München: dtv

Giernalczyk Thomas, Freytag Regula (1998): Qualitätsmanagement von Krisenintervention und Suizidprävention. Göttingen: Vandenhoeck & Rupprecht

Giernalczyk Thomas (2003): Suizidgefahr. Verständnis und Hilfe. Tübingen: dgvt-Verlag.

Goffman Erving (1973/1980): Asyle: Über die soziale Situation psychiatrischer Patienten und anderer Insassen. Frankfurt a.M.: Suhrkamp

Hartig Roland (2000): Krisen, die im Dunklen ablaufen - Angehörige zwischen den Fronten. Vortrag bei der DGSP-Tagung: Auf dem Tellerrand. Denken über Grenzen in der Sozialpsychiatrie Jahrestagung der Deutschen Gesellschaft für Soziale Psychiatrie e.V. (DGSP), Berlin 2. bis 4. November 2000. Veröffentlicht: Soziale Psychiatrie: 2001,1

Huppertz Michael (2000): Schizophrene Krisen. Bern: Hans Huber

Jacobson Gerald F. (1974): Programs and techniques of crisis intervention. In: Arieti Silvano (Hrsg): American Handbook of Psychiatry, Vol. 2, Chapter 55. New York: Basic Books.

Jones Maxwell (1976): Prinzipien der therapeutischen Gemeinschaft. Soziales Lernen und Sozialpsychiatrie. Herausgegeben von Edgar Heim. Bern: Hans Huber

Knuf Andreas, Seibert Ulrich (2000/2004): Selbstbefähigung fördern. Bonn: Psychiatrie Verlag

Krisor Matthias (2005): Aufgehoben in der Gemeinde. Entwicklung und Verankerung einer offenen Psychiatrie. Bonn: Psychiatrie Verlag

Kucharski Regina (2002): Was die Psychiatrie-Erfahrenen von den Kliniken erwarten, in: APK 28: Mit und ohne Bett. Personenzentrierte Krankenhausbehandlung im Gemeindepsychiatrischen Verbund. Bonn

Kunze Reiner, Einladung zu einer Tasse Jasmintee (1967/1974), aus: Brief mit blauem Siegel, Leipzig: Reclam-Verlag

Laing Ronald D. (1969): Phänomenologie der Erfahrung. Frankfurt a.M.: Suhrkamp

Laing Ronald D. (1971): Das geteilte Selbst. Reinbek: Rowohlt rororo

Lebert Stephan: Bezirkskrankenhaus Haar: Eine Psychofabrik vor dem Kollaps. Süddeutsche Zeitung: Die Seite Drei. 26./27.05.1990

Lindemann Erich (1944): Symptomatology and Management of Acute Grief. American Journal of Psychiatry: 101, S. 141.

Menzel Susanne (2004): Die Krisenstation am Atriumhaus – Chancen und Grenzen einer integrativen kurzzeitstationären Behandlung für Menschen mit schizophrenen Psychosen. In Machleidt Wieland, Garlipp Petra, Haltenhof Horst (Hg.): Schizophrenie. Stuttgart: Schattauer, S. 345–351

Mosher Loren (1999): Soteria and other alternatives to acute psychiatric hospitalization: a personal and professional review. Journal of Nervous and Mental Disease 187 (3): 142–149

Müller Christian (1981): Psychiatrische Institutionen. Berlin: Springer

Nouvertné Klaus (1993): Die Helfer. In: Wienberg Günter (Hg.): Bevor es zu spät ist. Bonn: Psychiatrie Verlag

Rappaport Julian (1984): Studies in Empowerment. New York: Routledge

Reiter Ludwig, Strotzka Hans (1977): Der Begriff der Krise. Ideengeschichtliche Wurzeln und aktuelle Probleme des Krisenbegriffes. Psychiatria Clinica , No. 10, S. 7 – 26.

Rupp Manuel (2010): Notfall Seele. Stuttgart: Thieme

Rupp Manuel (2011): Psychiatrische Krisenintervention. Bonn: Psychiatrie Verlag

Schleuning Gabriele, Künstler Rainer (2004): Krisen und Krisenhilfe. In: Rössler Wulf (Hg.): Psychiatrische Rehabilitation, S. 681–697

Schleuning Gabriele, Menzel Susanne (2007): Stationäre Krisenintervention. In: Bronisch Thomas (Hg.) Krisenintervention und Notfall, CIP-Medien 12:2, S. 314-325

Schleuning Gabriele, Welschehold Michael (2003): Münchner Krisenstudie. Bonn: Psychiatrie Verlag

Schnyder Ulrich, Sauvant Jean-D. (Hg.) (1993/1996/2000): Krisenintervention in der Psychiatrie. Bern: Hans Huber

Schreibwerkstatt Atriumhaus, Fabienne Pakleppa (Hg.) (2014): von der seele schreiben

Werner Emmy (1989): Vulnerable, but Invincible. New York: Adams, Bannister and Cox

Wienberg Günter (1993): Qualitätsmerkmale außerstationärer Krisenintervention und Notfallpsychiatrie – Standards und Modellvarianten. In: Wienberg Günter (Hg.): Bevor es zu spät ist. Bonn: Psychiatrie Verlag

Wittenberger Thesen, aufgestellt auf der DGSP-Tagung „Das erste Mal... Ersterfahrungen in und mit der Psychiatrie“ vom 25. bis 28. Mai 1995 in Wittenberg

Gabriele Schleuning, Susanne Menzel

Ins Leben verrückt
Das Atriumhaus als Pionier einer offenen Psychiatrie

1. Auflage 2018
ISBN-Print: 978-3-88414-696-5

Bibliografische Information der Deutschen Nationalbibliothek
Die Deutsche Nationalbibliothek verzeichnet diese Publikation in der Deutschen Nationalbibliografie; detaillierte bibliografische Daten sind im Internet über http://dnb.d-nb.de abrufbar.

Umschlagkonzeption und -gestaltung: Aiko Blank
Typografiekonzeption und Satz: Aiko Blank
Druck und Bindung: SDL Buchdruck, Berlin